Re

La phytothérapie européenne

René-Pierre Clement

La phytothérapie européenne

De la tradition à l'harmonisation Aspects réglementaires et commerciaux

Presses Académiques Francophones

Impressum / Mentions légales

Bibliografische Information der Deutschen Nationalbibliothek: Die Deutsche Nationalbibliothek verzeichnet diese Publikation in der Deutschen Nationalbibliografie; detaillierte bibliografische Daten sind im Internet über http://dnb.d-nb.de abrufbar.

Information bibliographique publiée par la Deutsche Nationalbibliothek: La Deutsche Nationalbibliothek inscrit cette publication à la Deutsche Nationalbibliografie; des données bibliographiques détaillées sont disponibles sur internet à l'adresse http://dnb.d-nb.de.

Coverbild / Photo de couverture: www.ingimage.com

Verlag / Editeur:
Presses Académiques Francophones
ist ein Imprint der / est une marque déposée de
OmniScriptum GmbH & Co. KG
Heinrich-Böcking-Str. 6-8, 66121 Saarbrücken, Deutschland / Allemagne
Email: info@presses-academiques.com

Herstellung: siehe letzte Seite /
Impression: voir la dernière page
ISBN: 978-3-8416-2672-1

La Phytothérapie

dans les pays occidentaux :

De la tradition à l'harmonisation

-

Aspects réglementaires et commerciaux

REMERCIEMENTS

✦ A Monsieur Reynald HOQUEMILLER, Professeur de Pharmacognosie à l'Université de Paris XI, pour m'avoir orienté et conseillé dans la rédaction de cette thèse et qui nous fait l'honneur de présider ce jury.

✦ A Madame Michèle BRUM, Maître de Conférences de Pharmacognosie à l'Université de Paris V, pour avoir accepté d'être membre de ce jury.

✦ A Monsieur Christophe FOURNEAU, Maître de Conférences de Pharmacognosie à l'Université de Paris XI, toute ma reconnaissance pour sa disponibilité, ses conseils et le temps consacré à l'élaboration de cette thèse.

✦ A mes parents, et à toute ma famille, pour leur soutien et leurs encouragements constants tout au long de ces années d'études.

✦ A mes amis de faculté, pour leur gentillesse et leur sympathie.

✦ A tous ceux qui ont participé à ce travail, trouvez ici l'expression de ma profonde reconnaissance et de ma vive gratitude.

SOMMAIRE

Remerciements		2
Sommaire		3
Introduction		6
Partie 1 : CONTEXTE		7
I/ Histoire du Médicament à base de plantes		8
II/ Petite histoire de la nutrithérapie		12
Partie 2 : LA FRANCE		14
I/ Aspects Réglementaires		15
A/ La réglementation pharmaceutique		15
1/ Code de la Santé Publique		15
2/ Cahier de l'Agence		16
Origine – Définitions – Principes – Plantes et Indications –		16
Constitution du Dossier		21
3/ Décret 79-480		21
B/ La réglementation alimentaire		22
Définition – Limites – Sécurité Sanitaire		22
II/ Aspects commerciaux		25
A/ Médicament		25
1/ Le marché français		25
2/ Le leader français : Arkopharma		26
3/ La Jouvence : Stratégie commerciale d'un produit multiséculaire		28
4/ Distribution		31
B/ Complément alimentaire		32
Commercialisation – Distribution		32
III / Bilan		32
Partie 3 : L'EUROPE		33
Introduction		34
I/ L'Allemagne		36
A/ Aspects Réglementaires		36
1/ Définition		36
2/ Monographies de la Commission E		36
3/ Législation		37
4/ Les autorisations standard		40
B/ Aspects commerciaux		41
1/ Commercialisation		41
2/ Distribution		42

II/ Autres Pays d'Europe du Nord			43
A/ Royaume –Uni			43
B/ Autriche			45
C/ Belgique	* Réglementation		47
D/ Danemark	* Enregistrement simplifié		49
E/ Finlande	* Commercialisation		50
F/ Irlande	* Distribution		51
G/ Pays- Bas			52
H/ Suède			53
III/ L'Europe du Sud			54
A/ Espagne			54
B/ Italie			56
C/ Portugal			58
D/ Grèce			59
IV/ Bilan			

Partie 4 : ORGANISATIONS INTERNATIONALES

Partie 4 : ORGANISATIONS INTERNATIONALES		62
I/ EMEA – Agence Européenne d'Evaluation des Médicaments		63
II/ Pharmacopée Européenne		65
III/ ESCOP – European Scientific Cooperative on Phytotherapy		66
IV/ OMS – Organisation Mondiale de la Santé		67
Partie 5 : LES ETATS-UNIS		68
I/ Aspects Réglementaires		69
1/ Statuts : Médicament OTC et Complément alimentaire		69
2/ Application Administrative		71
3/ Indications		72
II/ Aspects Commerciaux		74
1/ Distribution		74
2/ Commercialisation		74
Partie 6 : PERSPECTIVES EUROPEENNES		76
I/ Médicament :		77
1/ Contexte		77
2/ Le projet de Directive européenne :		79
Définitions – Principes – Plantes et Indications		79
Constitution du Dossier		82
3/ Conséquences		84
II/ Complément Alimentaire		86
1/ Contexte		86
2/ La Directive 2002/46/CE :		86
Définitions – Composition – Dosage - Etiquetage		86
3/ Conséquences		88
Conclusion		89

ANNEXES		93
Principales agences du médicament		94
Traductions de l'expression : médicament à base de plantes		98
Liste des abréviations		99
Table des illustrations		101
Bibliographie		102

Introduction

✦ Aujourd'hui comme jadis, la médecine moderne dépend beaucoup des plantes. Ainsi, sous leurs enveloppes hermétiques, gélules et comprimés contiennent souvent des extraits végétaux ou leurs succédanés synthétiques. Est-il nécessaire de rappeler que des « remèdes » aussi efficaces que la quinine, chef de file des antimalariques, la morphine, analgésique majeur, l'ergot de seigle aux vertus antimigraineuses ou le curare aux propriétés myorelaxantes sont d'origine végétale !

Comme nombre d'activités humaines, la médecine a connu en ces deux derniers siècles, des progrès si révolutionnaires qu'ils paraissent égaler ou surpasser tous ceux accomplis au cours des millénaires précédents. Ainsi, alors que la composition et la concentration des actifs d'une plante varient selon la saison et la partie employée, les techniques modernes permettent d'isoler les molécules chimiques des végétaux, de les doser rigoureusement et d'assurer une efficacité qui restera inchangée plusieurs années.

✦ L'extraordinaire richesse du vocabulaire populaire pour désigner les plantes, nous en dit long sur les connaissances médicales de l'homme des champs des temps passés, qui voyait au bord du chemin, à l'ombre des haies, dans les bois et dans les prés, la pharmacie du Bon Dieu qu'il avait sous la main. Au vu de l'abondante littérature contemporaine consacrée aux plantes médicinales, il semble bien que celles-ci suscitent un regain d'intérêt chez les Occidentaux. Face aux situations de mal-être qui peuvent gâcher leur quotidien, les femmes et les hommes d'aujourd'hui sont à la recherche d'une prise en charge appropriée. Que ce soit pour atténuer une symptomatologie ou pour se maintenir en bonne santé, la phytothérapie répond aux préoccupations du citoyen du vingt-et-unième siècle. Traditionnellement, elle est perçue comme respectueuse de savoirs ancestraux. Naturelle, elle est pensée, à tort ou à raison, comme non dangereuse. Disponible sans contrainte, elle permet l'automédication. [1]

✦ Afin d'appréhender la situation des produits à base de plantes en Occident, nous commencerons par rappeler quelques faits historiques marquants, des grandes civilisations de l'antiquité à nos jours. Ensuite, nous étudierons comment ces produits sont mis sur le marché dans les principaux pays de l'Ancien et du Nouveau Monde. Pour cela nous détaillerons principalement les aspects réglementaires et commerciaux propres à chaque nation. Nous terminerons en évoquant les perspectives en matière d'harmonisation européenne, qu'il s'agisse de médicament ou de complément alimentaire d'origine végétale.

Partie 1 : CONTEXTE

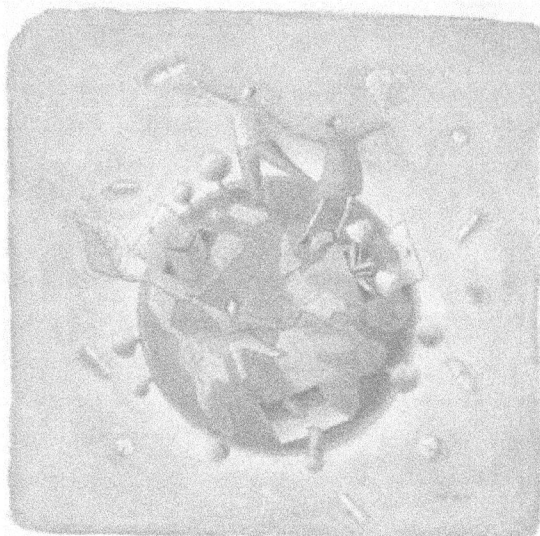

Partie 1 :
CONTEXTE

I. Histoire du Médicament à base de plantes

✦ <u>Les origines</u>

✦ Longtemps considéré comme la plus ancienne pharmacopée du monde, le *Penn Tsrao* fut écrit par l'empereur chinois Chenn Nong au XXXVIe siècle avant notre ère. Des exégèses récentes contestent cette origine lointaine, et c'est aujourd'hui à la tablette sumérienne de Nippur que l'on attribue la palme de l'ancienneté. Gravée durant le troisième millénaire avant notre ère, elle comporte la liste des drogues utilisées à cette époque, parmi lesquelles figurent déjà l'opium et la jusquiame.

✦ La traduction des hiéroglyphes a montré que les Egyptiens employaient de nombreuses drogues végétales majeures. Le papyrus d'Eber, écrit à Thèbes vers 1600 avant J.-C., cite plus de sept cents noms de drogues : on y retrouve des sédatifs tel que l'opium, le chanvre indien, la mandragore et des purgatifs tels que le séné et le ricin. A ces plantes s'ajoute une foule de substances hétéroclites, dont l'action favorable ne peut s'expliquer que par la confiance qu'y plaçait le malade et la charge mystique ou religieuse dont s'entourait leur emploi.

✦ <u>L'antiquité gréco-latine</u>

✦ C'est en Grèce vers l'an 400 avant J.-C. que naît vraiment la médecine occidentale sous l'impulsion d'Hippocrate. A la fois médecin et pharmacien, ce précurseur sépare la médecine des préceptes religieux et magiques, et lui donne ses premiers fondements scientifiques. Son œuvre médicale domine toute l'antiquité car ses connaissances s'étendaient aux drogues de l'Occident mais aussi de l'Orient, que les Grecs avaient héritées des Perses. On ne peut qu'être frappé par la justesse des réflexions et des connaissances rapportées dans le *Corpus hippocratum*, ouvrage paru cent ans après la mort du célèbre médecin. Ainsi, à l'occasion des grandes épidémies de peste d'Athènes, Hippocrate prescrit d'allumer dans tous les quartiers de la ville des feux alimentés par des herbes aromatiques (romarin, hysope, sarriette, lavande) qui en brûlant libèrent leurs essences terpéniques aux propriétés antiseptiques. L'œuvre d'Hippocrate est élargie quelques siècles plus tard par Dioscoride qui inventorie plus de cinq cents drogues dans un livre écrit en 77 après J.-C., puis traduit en latin au XVe siècle, sous le titre de *Materia medica*. Ce traité qui répertorie toutes les drogues connues du monde antique, vaut à son auteur d'être considéré comme le père de la pharmacognosie. [2]

✦ Le Moyen – Age

✦ Durant la longue période d'obscurantisme médiéval, la science médicale et pharmaceutique se réfugie dans les couvents et les monastères. Chaque lieu de culte dispose d'un jardin botanique dans lequel sont cultivées les principales plantes médicinales, connues alors sous le terme de « simples ». Bien des phénomènes de cette époque trouble, restés longtemps obscurs, trouvent dans les découvertes récentes de la science des commencements d'explication. Par exemple on sait aujourd'hui que certains états pathologiques, appelés par les auteurs de cette époque « Mal des ardents » ou « Feu de Saint-Antoine », ne sont que le signe d'une intoxication par l'ergot de seigle, consécutive à l'ingestion de farine contaminée. Durant cette période où règne l'alchimie sur l'Europe occidentale, la science pharmaceutique ne fait guère de progrès significatifs.

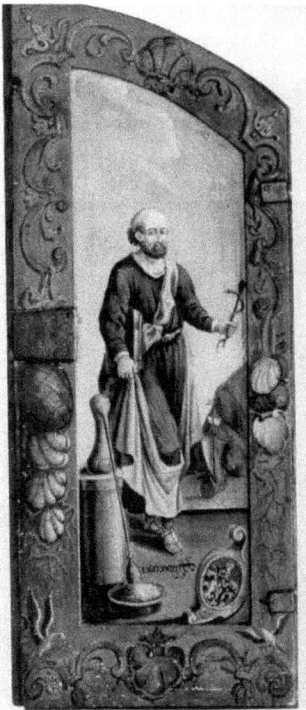

◈ **Figure 1** ← *Hippocrate avec les attributs de la médecine* [3]

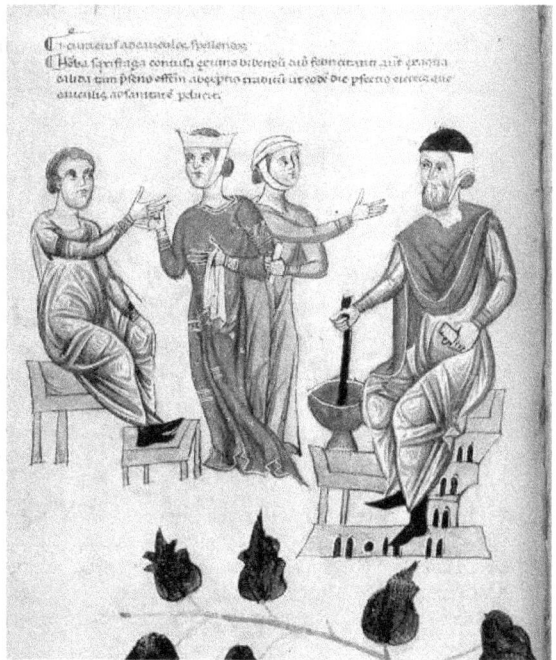

◈ **Figure 2** → in *Medicina Antiqua* [4]

✦ La Renaissance

✦ La navigation au long cours, la découverte des Amériques et de la route maritime des Indes, engendrent de nouveaux progrès ; drogues exotiques et épices venant des continents lointains convergent en Europe. C'est ainsi que le quinquina, les baumes de Tolu et du Pérou viennent d'Amérique du Sud *via* l'Espagne.

✦ La Renaissance est également l'ère des idées nouvelles. Un éminent médecin suisse, Paracelse, a un rôle déterminant sur l'orientation de la thérapeutique. Influencé par l'alchimie, il a le premier l'idée de rechercher dans les simples, leur « quintescence ». Aussi prescrit-il de les utiliser en teintures ou en extraits, afin de recueillir la substance active sous une forme nouvelle et un volume réduit. Alors que les Anciens recherchaient la panacée, le remède universel, composant des mélanges extraordinairement complexes, telle la célèbre Thériaque comportant plus de 100 constituants (Figure 3), Paracelse estime au contraire que chaque plante possède des vertus spécifiques, correspondant à un mal particulier. Pour reconnaître cette propriété, il suffit de savoir lire le grand livre de la nature, car chaque plante signe par une particularité quelconque son action. A vrai dire, cette théorie des signatures était déjà en honneur en Chine dans l'Antiquité, et on en trouve l'expression empirique dans toutes les sociétés primitives.

✦ Par la suite, les connaissances en botanique progressent rapidement avec Césalpin au XVIe (médecin italien), Tournefort au XVII e (botaniste français), puis Linné au XVIII e (médecin et naturaliste suédois) .

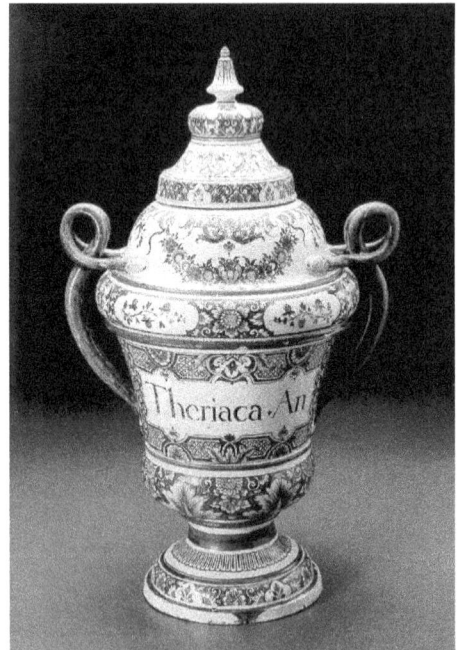

❖ **Figure 3 - Vase de monstre en faïence**

Décor aux cinq couleurs – Fabrique rouennaise, XVIIIème siècle - Musée des Beaux-Arts de Rouen [5]

✦

✦ Le grand siècle de la pharmacie moderne

✦ Le XIXe siècle s'ouvre par la loi du 21 germinal an XI (1803) qui organise la pharmacie moderne, et confirme aux pharmaciens leur monopole. Plusieurs principes actifs d'origine végétale sont isolés : le sel d'opium, mélange de narcotine et de morphine par Dérosne en 1803, puis la quinine, extraite de l'écorce de quinquina par Pelletier et Caventou en 1820. Charles Tanret, pharmacien à Troyes obtient les premiers alcaloïdes de l'ergot de seigle en 1875, ouvrant la voie à une série de recherches chimiques particulièrement brillantes, qui se poursuivent depuis plus d'un siècle, et qui ont conduit à la découverte de nombreuses molécules utilisées dans le traitement de la migraine et du déficit cognitif du sujet âgé. Nativelle et Arnault associent leur nom à l'isolement de principes toni-cardiaques aussi fondamentaux que la digitaline et l'ouabaïne. [6]

✦ Situation actuelle

✦ Au cours des siècles, la notion de médicament s'est dégagée peu à peu de la notion plus vaste de drogue active. Les anciennes pharmacopées nous livrent des listes hétéroclites de drogues héroïques ou étranges empruntées aux trois règnes : minéral, végétal et animal. Les progrès de la chimie organique ont fait naître une catégorie d'actifs entièrement nouvelle formant une sorte de quatrième règne : les substances de synthèse. Cette évolution se retrouve dans celle de la définition du médicament : drogue autrefois, substance aux propriétés thérapeutiques aujourd'hui.

✦ De nos jours, on peut distinguer clairement deux catégories de médicaments issus du règne végétal. Tout d'abord, les médicaments ne contenant qu'une entité chimique définie, qui sont utilisés dans le traitement de pathologies majeures. D'autres enfin, issus d'un usage traditionnel, qui contiennent des plantes entières ou leurs extraits, recelant de nombreuses molécules. Ceux-ci disposent d'une réglementation spécifique et sont généralement disponibles sans ordonnance. Ces médicaments traditionnels, toujours présents sur le marché, nous rappellent que parfois une molécule seule ne peut être active, mais que c'est alors l'ensemble des constituants associés qui dispose de propriétés thérapeutiques, découvertes naguère. Le mot de Gaston Bachelard : « les simples sont particulièrement complexes » exprime avec humour une vérité profonde.

II. Petite Histoire de la Nutrithérapie

✦ L'intrication actuelle entre plantes et aliments, la frontière floue entre aliments et produits de santé, a des racines remontant aux premières civilisations humaines. En effet, l'utilisation de certaines plantes médicinales dans l'alimentation remonte à la plus haute Antiquité. Ainsi, les Égyptiens connaissaient plus de vingt indications pour l'ail, et consommaient des baies pour améliorer leur vision nocturne. Les Chinois utilisaient le thé il y a cinq mille ans pour ses vertus médicinales, traitaient le goitre avec des algues, et avaient déjà décrit le béribéri et certains moyens de le prévenir. Les Grecs buvaient du vin dans lesquelles des pièces de fer avaient été placées, et Hippocrate lui-même faisait figurer la nutrition en bonne place dans ses règles médicales.

✦ Le commencement du savoir empirique prend sa source dans le contact intime de l'homme et de la nature, et dans la lutte incessante pour survivre dans un milieu hostile, d'où la nécessité de dégager un savoir, de distinguer ce qui est utile de ce qui est nuisible, ce qui nourrit de ce qui tue. La consommation de fruits acides permit aux Vikings de parcourir les mers pendant des siècles sans dommages, mais le scorbut décima par la suite des flottes entières de marins aux XVe et XVIe siècles. Mise en évidence par un médecin anglais dans la seconde moitié du XVIIIe siècle, la prévention du scorbut par les agrumes aurait joué un rôle majeur dans la victoire britannique à la bataille de Trafalgar.

✦ Le XIXe siècle voit fleurir de nombreuses expériences et tentatives thérapeutiques liées à la consommation d'aliments. Les principales catégories de nutriments sont identifiées. Les effets biologiques de la malnutrition sont décrits. Le lien entre la consommation des sucres, des graisses, et des protéines est établi, de même que celui entre les nutriments présents dans le sol et la croissance des plantes. Les expériences sur les animaux montrent les effets des carences en magnésium, fer ou zinc. Le lien entre la pellagre et la consommation de maïs est établi, de même que celui entre le béribéri et la consommation de riz blanc.

✦ Les savants du début du XXe siècle cherchèrent à aller plus loin, et à comprendre les mécanismes à l'origine de ces pathologies alimentaires, à prouver l'existence simplement soupçonnée par certains, de ces substances encore inconnues, les vitamines, et à montrer les effets sur l'organisme des différents minéraux et oligo-éléments. La notion d'alimentation équilibrée fait alors son apparition, et les méfaits de l'alimentation moderne, trop raffinée par les techniques industrielles, sont progressivement mis en évidence. La notion d'oligo-éléments apparaît, et les propriétés de ceux-ci sont mises en évidence de façon systématique. Les vitamines sont identifiées et cataloguées en fonction des carences qu'elles permettent de traiter.

✦ Les années 50 voient les premiers soupçons apparaître en ce qui concerne les liens entre l'alimentation et certains cancers. Plus tard, les antioxydants aux effets protecteurs contre les radicaux libres et naturellement présents dans les plantes viennent sur le devant de la scène. La deuxième partie du siècle voit le nombre de recherches effectuées sur les compléments alimentaires exploser. Le rôle physiologique et les propriétés des vitamines, minéraux, oligo-éléments, antioxydants, flavonoïdes, caroténoïdes, et acides aminés sont mieux compris, analysés, et soumis à des expérimentations médicales rigoureuses. Dans de nombreux pays, les scientifiques cherchent à mettre en évidence, à comprendre et à prouver, les propriétés traditionnellement prêtées aux plantes de la pharmacopée.

✦ Au cours de ces dernières années, la situation évolue encore. L'importance de la synergie entre les différents nutriments (glucides, lipides, protides, vitamines et sels minéraux) est mise en évidence de façon claire, et l'intérêt des produits naturels, qui contiennent ces composants sous une forme bio-assimilable, est réaffirmé. La recherche scientifique progresse rapidement, de même que la communication, et l'information du public. Afin de pallier les déséquilibres de notre alimentation moderne, les compléments alimentaires font leur apparition et prennent leur essor. Ces « pilules », ressemblant fort à des médicaments, constituent une source concentrée de nutriments. Bien qu'elles ne contiennent pas toujours des plantes ou des extraits végétaux, elles se présentent le plus souvent comme étant d'origine naturelle. [7]

Partie 2 :
LA FRANCE

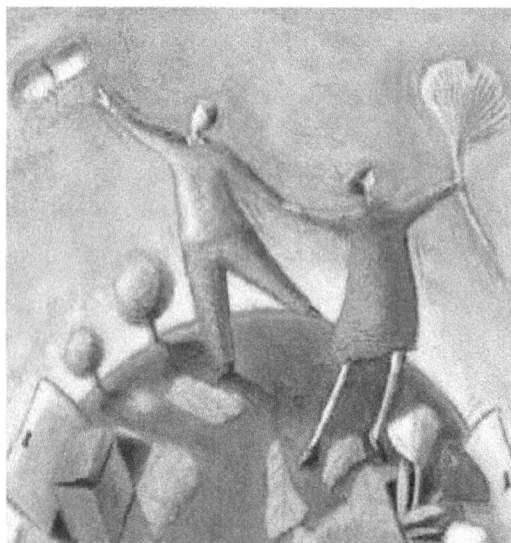

Partie 2 : LA FRANCE

I. Aspects Réglementaires

A. La réglementation Pharmaceutique

1) Code de la Santé Publique [8]

✦ Les médicaments à base de plantes répondent à la définition de l'article L-5111 du Code de la Santé Publique (CSP), et relèvent donc de la réglementation générale du médicament. A ce titre, conformément à l'article L-5121 du CSP, toute spécialité pharmaceutique ou tout autre médicament à base de plantes fabriqué industriellement, doit faire l'objet avant sa commercialisation ou sa distribution à titre gratuit, d'une autorisation de mise sur le marché (AMM), obtenue sur la base d'un dossier répondant aux dispositions des articles R-5128 à R-5136 du CSP.

✦ Pour les médicaments à base de plantes dont l'usage médical est bien établi, la demande d'AMM peut être faite sur la base d'un dossier abrégé, exempt de tout ou partie des essais pharmaco-toxico-cliniques, conformément à l'article R-5133 du CSP. L'allégement des exigences caractéristiques de ce type de dossier apporte une certaine souplesse par rapport à la procédure classique, tout en offrant au consommateur une garantie de qualité et de sécurité. Ces dispositions ont conduit à l'élaboration par l'Agence Française de Sécurité Sanitaire des Produits de Santé (AFSSAPS) d'un avis aux fabricants dont la dernière révision a été publiée en 1998.

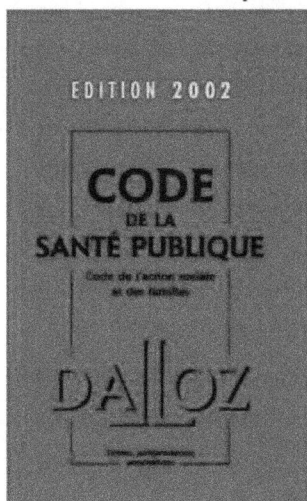

◈ Figure 4 – Code de la Santé Publique

2) Cahier de l'Agence [9]

21 / Origine

✦ Il y a une vingtaine d'années, alors que le marché, anarchique et non réglementé, tente de s'adapter à la demande grandissante de consommateurs épris de « naturel », les pouvoirs publics prennent conscience de la nécessité de mettre en place un cadre adapté à la commercialisation des médicaments à base de plantes. Elaborer un dossier d'AMM est une procédure contraignante et coûteuse, inadaptée aux médicaments à base de plantes. Pour ceux-ci, les pouvoirs publics admettent que, lorsque l'usage est bien établi, la demande peut être faite sur la base d'un dossier abrégé.

22 / Définitions

✦ Connu également sous le nom d'avis aux fabricants ou de note explicative, ce cahier de l'agence a pour objectif d'aider les demandeurs dans l'élaboration du dossier d'AMM. Quelques définitions sont données en préambule afin de bien appréhender le champ d'application du cahier.

✦ Les médicaments à base de plantes sont des médicaments dont les principes actifs sont exclusivement des drogues végétales et/ou des préparations à base de drogues végétales.

✦ Les drogues végétales sont des substances issues de plantes fraîches ou desséchées, utilisées à des fins thérapeutiques. Les drogues végétales sont parfois des plantes entières, les plus souvent des parties de plantes (racines, écorces, sommités fleuries, feuilles, fleurs, fruits, graines…) entières ou fragmentées. Sont également des drogues végétales, les sucs retirés par incisions du végétal vivant (oléorésines, gommes, latex, etc.) n'ayant subi aucune opération galénique.

✦ Les préparations à base de drogue(s) végétale(s) se présentent en extraits, teintures, huiles grasses ou essentielles, fragments, poudres, sucs exprimés par pression… Leur production met en œuvre des opérations de fractionnement, de purification ou de concentration. Cependant, les constituants isolés, chimiquement définis, ou leur mélange ne sont pas considérés comme des préparations à base de drogues végétales ; la présence de ces substances doit être indiquée. [9]

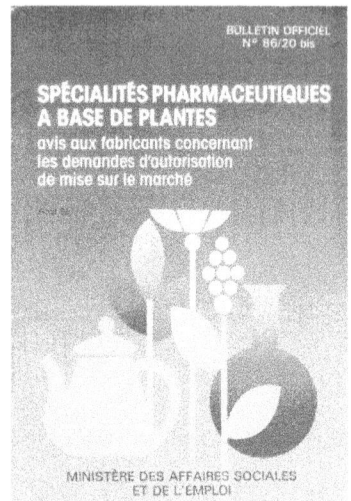

BULLETIN OFFICIEL
N° 86/20 bis

SPÉCIALITÉS PHARMACEUTIQUES
A BASE DE PLANTES
avis aux fabricants concernant
les demandes d'autorisation
de mise sur le marché

MINISTÈRE DES AFFAIRES SOCIALES
ET DE L'EMPLOI

◈ **Figure 5 – 1ʳᵉ Version de l'Avis aux Fabricants de Médicaments à base de Plantes**

✦ Les trois critères essentiels qui ont conduit la réflexion des autorités de santé sont fondés sur la qualité, la sécurité et l'efficacité du médicament. Comme toute spécialité pharmaceutique doit faire l'objet avant sa commercialisation d'une autorisation de mise sur le marché (AMM), il était indispensable de prévoir un dossier pharmaceutique adapté aux médicaments à base de plantes.

✦ Lors de l'élaboration de l'avis, la conciliation entre l'empirisme, avec toute sa cohorte d'observations cliniques plus ou moins douteuses, et une approche rationnelle fondée sur des critères scientifiques objectifs, a été recherchée à chaque instant. Il s'agissait également de conserver une tradition thérapeutique, afin de préserver ce patrimoine de la Pharmacie française.

✦ En préalable à l'évaluation de l'efficacité clinique, il a été pris en compte des éléments aussi importants que :

- Les critères botaniques : définition rigoureuse de l'espèce végétale mais aussi de la variété et des chémotypes éventuels,
- Les conditions de production, de culture, de récolte,
- La standardisation, qui met en relief l'importance du choix des méthodes analytiques,
- Les résultats *in vitro* des études biologiques et leur éventuelle transposition *in vivo*,
- La nature des associations de drogues, qui peut modifier la biodisponibilité du constituant principal,
- Le recul d'utilisation thérapeutique,
- Les formes galéniques traditionnelles : fragmentation des drogues, emploi d'extraits,
- Le rapport bénéfice / risque, qui, dans tous les cas, doit être optimal, et présenter généralement une absence totale de risque.

✦ Cette évaluation a pu être réalisée car les données botaniques actuelles, ainsi que les études chimiques de molécules végétales, sont de plus en plus nombreuses et font l'objet de publications, d'articles scientifiques de haut niveau dans des revues internationales spécialisées (*Phytochemistry*, *Planta Medica*….). Parallèlement, des techniques analytiques de plus en plus sophistiquées apparaissent et certaines disciplines, comme la biochimie moléculaire, étudient également des produits naturels. Il existe désormais des preuves formelles des effets pharmacologiques de très nombreuses molécules végétales, sur des tissus animaux, des systèmes cellulaires ou enzymatiques.

✦ Cependant, il faut reconnaître que certaines données pharmacologiques et toxicologiques sur les drogues entières ou leurs extraits sont relativement anciennes : elles font référence à des expérimentations *in vivo* chez l'animal, sans que les profils chimiques des extraits administrés ne soient connus, ce qui peut parfois conduire à des résultats contradictoires. Ces études ont souvent été effectuées en utilisant des voies d'administration différentes des voies classiques : voie intrapéritonéale, intraveineuse, sous-cutanée, à la place de la voie orale ! Dans de telles conditions, toute transposition à l'homme devient difficile, voire impossible. Enfin, les drogues font souvent l'objet de revendications pour des indications multiples et sont parfois considérées comme des panacées ![10]

24 / Plantes et Indications

✦ Plantes Utilisées – Usage médical bien établi

✦ La liste des drogues et préparations jugées d'un usage médical bien établi est présentée dans l'annexe I du cahier de l'agence. Elle comprend 174 espèces végétales dont 31 plantes laxatives. Les médicaments dont les principes actifs figurent sur cette liste peuvent faire l'objet de demande d'AMM sur la base d'un dossier exempt de tout ou partie des essais pharmaco-toxico-cliniques.

✦ Remarquons que toute plante toxique en a été exclue, ce qui a éliminé d'emblée de nombreuses plantes à alcaloïdes. Cependant, cette liste n'est pas figée, puisque le fabricant peut proposer des drogues appartenant à des variétés, des sous-espèces, voire à des espèces voisines, à la condition d'argumenter solidement les raisons de son choix et de justifier sa demande. Plus la nature de la drogue ou de la préparation est éloignée de celle utilisée traditionnellement, plus son choix devra être justifié, notamment sur le plan toxicologique, pour prévenir tout accident. Il convient également de signaler qu'une révision de cette liste est actuellement en cours.

✦ Indications thérapeutiques

✦ Il est indiqué à l'annexe 2, pour chaque drogue, en fonction de la voie d'administration, le libellé exact de l'indication thérapeutique dont peut se prévaloir un médicament qui en contient. Ce libellé doit être obligatoirement précédé de la mention « traditionnellement utilisé en cas de ... » Certains usages correspondant à des pathologies sévères ont été volontairement exclus ; la liste des trente indications thérapeutiques proposées se réfère à des pathologies mineures et du quotidien. Un médicament ne peut revendiquer plus de deux indications thérapeutiques, qui doivent être choisies parmi celles autorisées pour les principes actifs.

✦ La note précise également les associations médicamenteuses fixes possibles sans devoir fournir de documentation pharmaco-chimique à l'appui de la demande d'AMM. C'est le cas des axes thérapeutiques suivants :

- Eréthisme cardiaque et sédation
- Troubles gastro-intestinaux et effet cholérétique
- Colite spasmodique et diarrhée
- Elimination rénale et régime amaigrissant
- Asthénie et stimulation de l'appétit
- Douleurs articulaires mineures et antalgie
- Troubles urinaires et élimination rénale.

✦ En matière de laxatifs végétaux, deux classes pharmacologiques sont discernées : les laxatifs stimulants à base de dérivés anthracéniques (8 drogues) et les laxatifs ayant un effet de lest (23 drogues)

✦ Posologie.

✦ La taille du conditionnement doit être adaptée à l'utilisation, c'est à dire ne dépassant pas 30 jours de traitement. Des posologies précises doivent être respectées pour quelques drogues en raison des effets secondaires de certains de leurs constituants. Dans la majorité des cas, la posologie est établie sur la base d'une corrélation avec une utilisation sous forme d'infusion (quantité correspondant à une dose allant de 250 ml à 1 l d'infusion par jour). L'administration doit être limitée dans le temps (2 à 3 semaines de traitement au plus).

25 / Constitution du Dossier

✦ Le corps du cahier détaille tous les éléments nécessaires à la constitution du dossier de demande d'AMM : renseignements administratifs, résumé des caractéristiques du produit (RCP), rapports d'experts, documentation chimique et pharmaceutique (composition, méthodes de préparation, contrôles des matières premières et du produit fini, stabilité).

✦ Dossier pharmaceutique

✦ Comme pour tout médicament, la composition de la spécialité doit être définie avec soin, de même que son procédé de fabrication, dont toutes les étapes doivent être décrites.

✦ Pour assurer la traçabilité de la drogue, le nom et l'adresse du producteur et du fournisseur, la provenance de la plante, son mode de récolte, la durée et les conditions de stockage, les différentes étapes de la préparation et de la transformation de cette drogue doivent être mentionnées.

✦ Le contrôle des matières premières doit être rigoureux. Si les constituants correspondent à des monographies décrites dans une pharmacopée, celles-ci doivent en principe être suivies à la lettre. Par contre, si la monographie correspondante n'existe pas, la fabricant doit en établir une, et les techniques proposées doivent obligatoirement être validées. Une monographie complète sur la drogue initiale est également exigée, même si celle-ci n'est pas utilisée en l'état. Le contrôle de qualité du produit fini est évidemment imposé.

✦ L'étude de stabilité est relative d'une part aux principes actifs, mais aussi au produit fini et se fait dans des conditions communes à tous les médicaments. Des essais doivent être réalisés :

▪ en temps réel à une température de 25°C avec un degré d'humidité relative de 60% sur une durée minimale de 12 mois,

▪ de manière accélérée à la température de 40°C avec un degré d'humidité relative de 75% sur une durée minimale de 6 mois.

✦ Le résultat de ces tests a une incidence capitale sur les conditions de stockage et la durée d'utilisation.

✦ Documentation toxicologique

✦ La nécessité d'une évaluation toxicologique est fonction de la connaissance des conditions de l'utilisation traditionnelle, mais aussi des effets indésirables décrits dans la bibliographie ou disponibles dans les centres de pharmacovigilance.

✦ Une dispense d'évaluation est autorisée pour :

▪ les drogues pour tisanes,

▪ les extraits aqueux,

▪ les extraits hydro-alcooliques préparés à partir d'alcool éthylique de titre faible (inférieur ou égal à 30 p. 100 V/V),

▪ les extraits hydro-alcooliques de titre supérieur lorsqu'ils sont d'usage traditionnel et inscrits à la Pharmacopée Française ou à la Pharmacopée Européenne,

▪ les drogues végétales laxatives.

✦ Dans tous les autres cas, en particulier pour les poudres de drogues totales, une étude toxicologique allégée est a priori nécessaire. Cette étude comprend un test de la toxicité aiguë par voir orale, et un test de la toxicité à quatre semaines chez le rat, évaluant les paramètres hématologiques, biochimiques et histologiques d'au moins quinze organes. Une dispense est prévue pour les préparations de plantes fraîches utilisées en alimentation. Dans les cas d'associations non expressément prévues par le document, l'évaluation toxicologique est obligatoire, même si les drogues ou préparations entrant dans le médicament en sont individuellement dispensées.

✦ Documentation clinique

✦ Il n'est pas demandé, hors éléments du dossier scientifique bibliographique, d'apporter la preuve de l'efficacité clinique : l'inscription sur la liste en annexe signifie de fait que l'usage est bien établi. On notera malgré tout que le libellé de l'indication thérapeutique « traditionnellement utilisé dans … » souligne que ces indications ne sont pas démontrées par des essais cliniques.

✦ En dehors de l'indication thérapeutique correspondant à une drogue donnée, une justification doit être fournie de la part de l'industriel ; son bien-fondé sera examiné au cas par cas.

3) Décret 79-480 [11]

✦ Toutes les plantes et préparations à base de drogues végétales disponibles sur le marché n'ont pas le statut de médicament. Certaines plantes peuvent être vendues librement, à condition de ne pas revendiquer d'indication thérapeutique. Le décret de juin 1979 autorise la vente de 34 plantes dont 7 peuvent être mélangées entre elles. (Décret 79-480) Cela signifie qu'une plante peut être vendue en temps que médicament ayant des indications thérapeutiques et également en temps que denrée alimentaire sans indication.

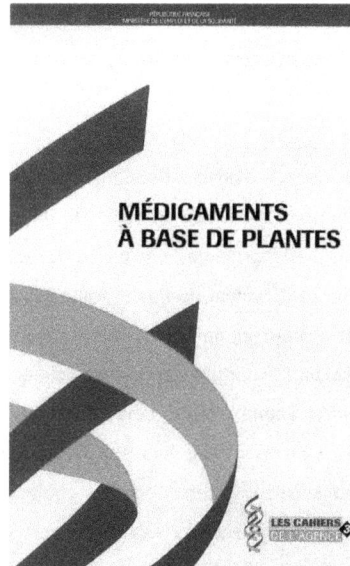

MÉDICAMENTS
À BASE DE PLANTES

LES CAHIERS
DE L'AGENCE

◈ Figure 6 – Cahier de l'Agence n°3 –
Médicaments à base de plantes (1998)

B.

B. La réglementation Alimentaire

✦ Définition

✦ La définition française du complément alimentaire est donnée par un décret publié au journal officiel du 12 avril 1996, qui indique que : " les compléments alimentaires sont les produits destinés à être ingérés en complément de l'alimentation courante, afin de pallier l'insuffisance réelle ou supposée des apports journaliers ". Ces produits recouvrent les vitamines, les sels minéraux, les plantes riches en ces nutriments (céréales, légumineuses, algues, champignons), et certains produits animaux (produits de la ruche, huiles de poisson, coquilles minérales).

✦ Par extension, ils peuvent recouvrir également certains acides aminés, certaines hormones, et les plantes traditionnelles, dites médicinales, à la fois riches en nutriments et contenant des composés dont les propriétés thérapeutiques sont reconnues (antioxydants, caroténoïdes, flavonoïdes,…). La consommation des compléments alimentaires se fait donc avant tout pour parer aux carences de l'alimentation et à ses conséquences thérapeutiques.

✦ Ceci dit, les propriétés de ces produits sont connues, et même s'ils ne présentent pas le statut d'un médicament, il est logique d'envisager leur utilisation pour traiter certaines affections. L'ail est par exemple un hypotenseur reconnu, utilisé comme tel depuis des siècles, voire des millénaires, dont les principes actifs, répertoriés et identifiés, entrent dans la composition de préparations pharmaceutiques dans le monde entier. Comment, dès lors, empêcher quelqu'un souffrant d'hypertension d'envisager d'utiliser l'ail ou des compléments alimentaires en contenant, même si ces derniers n'ont pas le droit de porter sur leur emballage d'indication thérapeutique ?

✦ Limites

✦ L'huile d'olive est-elle un médicament ? Cette question pourrait paraître saugrenue si elle ne mettait pas aussi bien en valeur le flou qui règne actuellement dans la loi française en ce qui concerne la définition de ce qu'est un médicament et de ce qu'est un complément alimentaire. Selon la loi, un médicament désigne " toute substance ou composition présentée comme possédant des propriétés curatives ou préventives à l'égard des maladies humaines " ou " tout produit contenant une substance ayant une action thérapeutique ". Une application stricte de ces textes pourrait donc faire entrer l'huile d'olive, dont les propriétés pharmacologiques sont bien connues, dans cette catégorie ! En effet, cette huile apparaît dans l'annexe I du cahier de l'agence qui indique qu'elle est traditionnellement utilisée comme cholagogue et cholérétique. C'est pourquoi, bien que les compléments alimentaires soient souvent présentés sous une forme galénique particulière, ils ne peuvent faire référence à des propriétés thérapeutiques, puisqu'ils ne sont pas, eux non plus, des médicaments.

✦ Leur mise sur le marché est subordonnée à l'obtention d'un avis d'une instance scientifique consultative, le CSHPF (Conseil Supérieur d'Hygiène Publique de France), devant laquelle un dossier doit être présenté avant la commercialisation de tout produit contenant des substances non traditionnelles. Cette instance donne alors un avis favorable ou défavorable, comme dans le cas de la mélatonine par exemple.

✦ Les vitamines et les sels minéraux ont quant à eux des limites de sécurité à ne pas dépasser. En ce qui concerne l'étiquetage, la loi rend obligatoire un certain nombre de mentions : liste des ingrédients classés par ordre décroissant, date limite de consommation, poids net du contenu, mode d'emploi, conseils d'utilisation.

✦ Sécurité Sanitaire

✦ Une loi du 1er juillet 1998 renforce la veille sanitaire et le contrôle de la sécurité sanitaire des produits destinés à l'homme. Les décrets d'application, publiés au journal officiel du 5 mars 1999, créent à cette fin plusieurs nouvelles agences, définissent leur organisation, et fixent leurs compétences.

✦ L'Agence Française de Sécurité Sanitaire des Aliments (AFSSA) a pour mission d'assurer la sécurité sanitaire dans le domaine de l'alimentation, depuis la production des matières premières jusqu'à la distribution au consommateur final. Elle évalue les risques sanitaires et nutritionnels que peuvent présenter les aliments, y compris ceux des eaux destinées à la consommation, des produits phytosanitaires, des médicaments vétérinaires, des produits antiparasitaires à usage agricole, des matières fertilisantes.

✦ L'Agence Française de Sécurité Sanitaire des Produits de Santé (AFSSAPS) se substitue à l'Agence du Médicament, elle même créée en 1993. Elle est compétente en matière de médicaments et de réactifs de laboratoire, et a en outre en charge l'évaluation et le contrôle des dispositifs médicaux, des produits sanguins, des produits cosmétiques, des produits thérapeutiques annexes utilisés pour la préservation et le traitement des cellules, tissus et organes, de certains produits diététiques spécialement destinés aux malades, et des préparations magistrales et hospitalières. Pour tous ces produits, l'agence est en charge de l'évaluation et de la vigilance, ainsi que de l'inspection des établissements de fabrication.

✦ L'Institut de Veille Sanitaire (IVS) a une mission générale de surveillance de l'état de santé de la population, d'évaluation des risques et d'alerte. Il se substitue au Réseau National de Santé Publique qui avait été créé en 1992 sous forme de groupement d'intérêt public. Il est particulièrement chargé de détecter toute menace pour la santé publique et d'alerter les pouvoirs publics, de rassembler, analyser et valoriser les connaissances sur les risques sanitaires, leurs causes et leurs évolutions, de participer au recueil et au traitement des données sur l'état de santé de la population, et de réaliser ou appuyer toute action (enquête, étude, expertise...) nécessaire à l'exercice de ses missions.

✦ Le Comité National de la Sécurité Sanitaire est chargé d'analyser les événements susceptibles d'affecter la santé de la population, de confronter les informations disponibles, et d'assurer la coordination de la politique scientifique des autres agences.

II. Aspects Commerciaux

A. Médicament

1) Le marché français

✦ Il y a approximativement 530 médicaments à base de plantes sur le marché français. Certains produits de grands groupes sont remboursés, c'est le cas par exemple d'un produit des laboratoires AVENTIS : EUPHYTOSE®, associant l'aubépine, la ballote, la passiflore et la valériane, qui est utilisé traditionnellement dans le traitement symptomatique des états neurotoniques de l'adulte et de l'enfant, notamment en cas de troubles mineurs du sommeil. Cependant, la plupart de ces médicaments ne nécessitent pas de prescription médicale et ne sont pas pris en charge par l'assurance maladie.

✦ Les principales indications sont les aides de régimes, les laxatifs, la circulation veineuse et les sédatifs. Les principaux ingrédients sont le fucus, l'orthosiphon, le plantain, le séné, le marron d'inde, la vigne rouge, la valériane, l'aubépine, la passiflore… Quelques produits anciens contiennent des associations de principes actifs végétaux et chimiques.

✦ Des médicaments innovants tel que TANAKAN® - *Ginkgo biloba*, TADENAN® – *Pygeum africanum* et PERMIXON® - *Serenoa repens* n'ont pas déposé de dossier relevant de l'usage traditionnel, mais un dossier complet leur permettant d'obtenir une indication pleine et entière.

2) Le leader français : Arkopharma

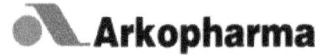

Arkopharma

✦ 1980 - 1990

✦ Une idée simple, une passion partagée, une soif d'entreprendre : ainsi naissait l'esprit pionnier Arkopharma en 1980. Deux années plus tard, le laboratoire obtient son agrément pharmaceutique et met sur le marché une nouvelle forme galénique de phytothérapie : la gélule de poudre totale de plantes. C'est la naissance de la gamme des Arkogélules®. En 1985, l'achat d'une usine de 30 000 m² dans la zone d'activités de Carros (Alpes-Maritimes) permet d'installer la production et le siège social du groupe. Le processus de fabrication des poudres est grandement amélioré par l'utilisation du cryobroyage qui augmente non seulement la productivité, mais aussi la qualité et l'efficacité des poudres de plantes. Le laboratoire entreprend une politique de diversification en mettant sur le marché des vitamines, des minéraux (création de la gamme Azinc®) et ses premiers produits diététiques. Avec 226 personnes, Arkopharma poursuit son expansion pour devenir le leader en phytothérapie. Lorsqu'en 1986, le ministère de la santé reconnaît la phytothérapie comme médecine à part entière et établit une réglementation des AMM pour les spécialités pharmaceutiques à base de plantes, le laboratoire dépose 45 demandes. L'année suivante, 4 filiales sont créées à l'étranger : Espagne, Italie, Etats-Unis et Royaume-Uni.

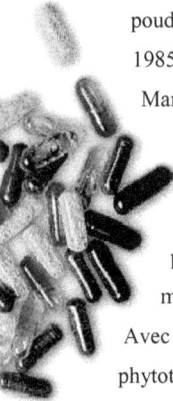

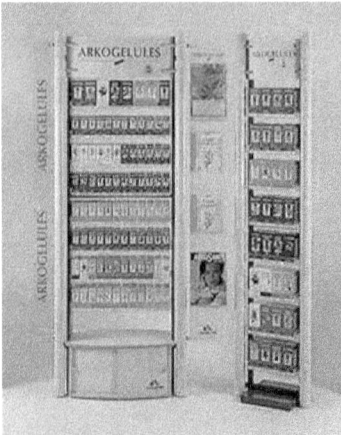

◈ **Figure 7 – Présentoir Arkogélules®**

✦ 1991 – 2000

✦ La décennie commence par deux années de croissance externe avec le rachat du laboratoire homéopathique FERRIER et la reprise d'un concurrent : PHYTODIF. Le chiffre d'affaires atteint 637 MF (97 M€) en 1996 et Arkopharma ouvre son capital pour accompagner sa croissance. L'année 1997 est l'année du lancement de la gélule d'origine 100% naturelle. L'année suivante est marquée par une nouvelle politique de développement clinique et de communication auprès des médecins, qui propulse au premier rang des produits du groupe PHYTO-SOYA®, à base d'isoflavones, dans le traitement des symptômes de la ménopause, et EXOLISE®, extrait de thé breveté, pour le traitement du surpoids.

✦ En imposant sa présence en pharmacie, le laboratoire détient 80% du marché des gélules de plantes vendues dans les officines françaises. La gamme comprend plus de 120 produits qui permettent de soigner une grande variété de maux. La phytothérapie reste l'activité principale de l'entreprise : elle génère plus de la moitié de son chiffre d'affaires.

✦ En 2000, Arkopharma distribue ses produits dans plus de 50 pays grâce à 1000 collaborateurs et réalise un chiffre d'affaires de 150 millions d'euros. A ce jour, Arkopharma possède 414 AMM en France et 650 à l'international. [12 - 13 - 14]

◈ Tableau 1 - **Données Clés Arkopharma (France)** [15]

Paramètre	Variable
Secteur d'activité	Phytothérapie
Classement départemental	13ème entreprise d'Alpes-Maritimes (Région PACA)
Chiffre d'affaires 2001 HT consolidé	158 846 000 Euros
Résultat net	14 326 000 Euros
Dirigeant	C. Robert
Créateur	M. Rombi
Siège social	Carros
Filiales	Etats-Unis (2), Italie, Royaume-Uni, Irlande, Hollande, Belgique, Allemagne

3) La Jouvence : Stratégie Commerciale d'un produit mutliséculaire

✦   Les Débuts

✦   La Jouvence de l'Abbé Soury® est apparue au milieu du XVIII ᵉ siècle (1765) ; on la nommait alors tisane des deux abbés. La raison en est simple, deux hommes furent ses créateurs: l'Abbé Soury et l'Abbé Delarue. Les plantes utilisées sont des références dans le domaine des veinotoniques et sont au nombre de quatre : hamamélis, viburnum, piscidia, calamus. A cette époque, la publicité était déjà très utilisée : on se servait de fiches illustrées dans lesquelles le texte constitue l'essentiel et l'image reste secondaire. Magloire Dumontier (arrière petit neveu de l'abbé Soury) , né en 1865, exerce la profession de pharmacien à Rouen et vend dans son officine la Jouvence grâce à des réclames paraissant dans les dernières pages des journaux. [16]

✦   Après la mort de Dumontier, Gaston Cousin épouse Mme veuve Marie Dumontier. En guise de publicité, la famille continue l'édition des brochures d'information inventées par M. Dumontier. Les nombreux journaux de l'époque (*Illustration*, *Le Pays de France*…) permettent de faire connaître le produit partout en France. Ces articles de petit format étaient constitués essentiellement par du texte et par une illustration : le portrait de l'Abbé Soury, gage d'authenticité.

✦   C'est ainsi que parurent une multitude de réclames pour l'élixir, chacune abordant une maladie que l'on pouvait traiter avec ce médicament. Progressivement l'image prend de l'importance sur le texte, au point de le réduire comme aujourd'hui à quelques mots.

◈ **Figure 8** - *Publicité parue dans le journal « Illustration « le 4 octobre 1919* [17]

✦

✦ L'Evolution vers une Communication Moderne

✦ C'est en 1937 qu'apparaît la campagne " Tante Annie " qui a pour thème la femme active. Le principe est simple, tante Annie se charge de transmettre son secret aux femmes : la Jouvence de l'Abbé Soury® apporte " allégresse ", " bonheur ", " santé ","beauté ". La photo tout comme le texte nous incite à nous éloigner du mal grâce à une cure du produit.

✦ Au décès de Gaston Cousin, l'affaire fut confiée à René et Ines Dumontier, les enfants de Magloire et Marie Dumontier. Cependant, ne croyant pas au bienfait du remède, René vend ses parts en 1965 au laboratoire Vaillant Defresne. En ce qui concerne la publicité, elle est adaptée à la mode des années 1980: aérobic, jeunesse, santé et jolies jambes. Elle disait : « la Jouvence de l'Abbé Soury prise en cure au printemps ou à l'automne aide à régulariser simplement les petits troubles circulatoires qui vous empoisonnent parfois la vie. »

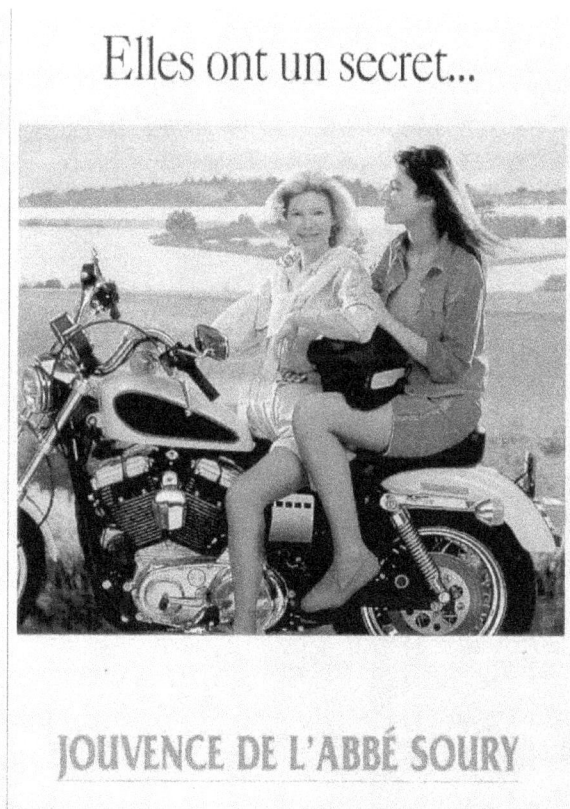

◈ **Figure 9 – Publicité pour**
Magazine vers 1980 [18]

✦

✦ En 1988, les laboratoires Ardeval reprennent la Jouvence. Devenu Chefaro Ardeval, l'entreprise décide de lancer une nouvelle campagne publicitaire en 1995, afin de développer à nouveau les ventes. Les annonces insistent sur le bien être, qui a pour fondement une bonne circulation sanguine. On cherche à rajeunir le produit, la modernisation passe par un nouveau conditionnement qui adopte de couleurs douces aux yeux : vert pour rappeler que le produit ne contient que des composés d'origine végétale, et jaune en référence aux étiquettes jaunies des produits des armoires à pharmacie de nos grands-mères. L'Abbé Soury, toujours présent sur l'emballage, reste comme garant du sérieux et de la fiabilité du produit. (Figure 10)

✦ Il semble également que la publicité télévisée ait contribué à l'essor fulgurant de la Jouvence dans les années 1990. Dans un des ces spots, on voit une jeune femme rentrant chez elle, exténuée par sa journée de travail, qui après une application du gel de Jouvence de l'Abbé Soury® retrouve légèreté et vitalité pour aller danser.

✦ En 1998, Chefaro Ardeval, toujours soucieux de créer le produit de soin dont rêvent les femmes, met sur le marché une nouvelle présentation : la Jouvence de l'Abbé Soury® en gel pour application locale. On voit encore ici l'importance qu'accorde le laboratoire aux attentes du consommateur en matière de bien être. Les décisions en matière de communication prises par Chefaro Ardeval semblent avoir portées leurs fruits, car la Jouvence de l'Abbé Soury® faisait partie en 1998 des dix meilleures ventes de médicaments grands public en France. [19]

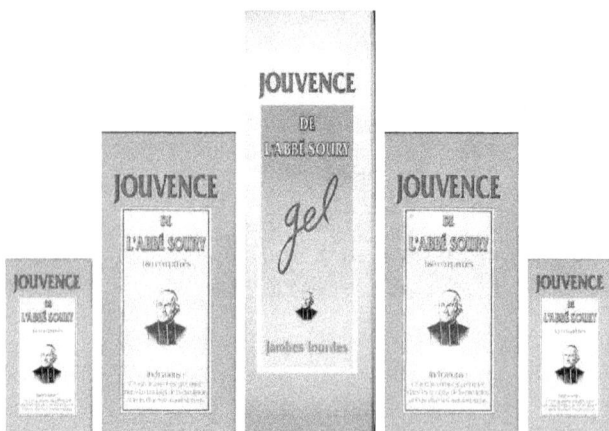

◈ **Figure 10 – Nouvelle gamme de la Jouvence de l'Abbé Soury®**

4) Distribution

✦ Tous les médicaments sont en vente exclusivement en pharmacie. Les produits à base de plantes sont normalement vendus en officine, mais certains herboristes diplômés sont également autorisés à vendre des plantes médicinales (Article L-659 CSP). Cependant, le dernier diplôme d'herboriste a été délivré en 1941 ; il ne reste de fait que quelques herboristes en activité. Les plantes médicinales inscrites sur la liste des substances vénéneuses ne peuvent être détenues par les herboristes et les pharmaciens ne peuvent les dispenser que sur prescription. Les herboristes ne peuvent vendre des mélanges de plantes préparés à l'avance autres que ceux autorisés par le décret du 7 avril 1943, modifié par l'arrêté ministériel du 27 janvier 1959.

B. Complément Alimentaire

✦ Commercialisation [20]

✦ Les enquêtes en matière d'alimentation montrent que 40 % de la population française consomment occasionnellement des compléments alimentaires, et 10 % en consomment régulièrement.

✦ Les produits les plus vendus parmi les nutraceutiques sont d'apparition récente et répondent à des attentes cosmétiques telles que la beauté du cuir chevelu, l'hydratation de la peau ou le bronzage (gamme OENOBIOL®). Les produits contenant des phyto-oestrogènes de soja sont également plébiscités. C'est le cas par exemple d'YMEA® des laboratoires Chefaro-Ardeval ou de PHYTO-SOYA® des laboratoires Arkopharma.

✦ Distribution

✦ En France, les compléments alimentaires sont considérés comme des denrées alimentaires et aucune restriction particulière n'est prévue par la loi pour leur distribution. En revanche, comme ces produits ne figurent pas sur la liste des produits pouvant être vendus en officine, ils ne peuvent théoriquement pas être dispensés par les pharmaciens, à moins d'être considérés comme des produits diététiques… Une application stricte des textes de loi mettrait la France dans une situation sans équivalent en Europe.

III. Bilan

✦ Des statuts juridiques divers, parfois même non définis, permettent trop souvent à certains produits à base de plantes d'échapper à des obligations minimales de contrôle de qualité. La vente dans des circuits des plus divers, et même en ligne, n'offre souvent au consommateur aucune garantie minimale en terme d'identité, de pureté et d'innocuité. Même si elle n'est pas parfaite, l'AMM obtenue par la procédure allégée est pour le praticien de santé, médecin ou pharmacien, et pour le consommateur, la meilleure garantie actuelle de qualité. [1]

Partie 3 : L'EUROPE

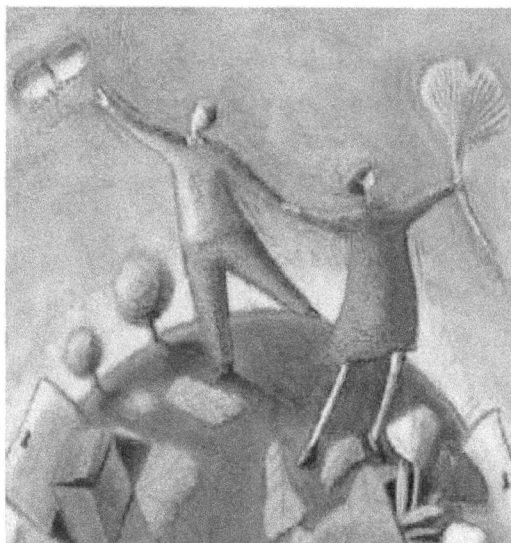

Partie 3 :
L'Europe

+ <u>Introduction</u>

+ Le marché européen des médicaments à base de plantes était estimé à plus de 3 milliards d'euros par l'IMS en 2000 (prix sortie d'usine), l'Allemagne représente près de 50% des parts du marché et la France vient en seconde place avec un volume de vente de 850 millions d'euros. Viennent ensuite l'Italie et le Royaume-Uni avec un volume de ventes de 200 millions chacun, les autres pays d'Europe correspondant à 450 millions d'euros. Le consommateur européen consacre ainsi en moyenne 17,4 € par an pour les phyto-médicaments ; cette dépense a augmenté de 7% au cours des cinq dernières années.

+ On peut distinguer 3 catégories de plantes
   - celles utilisées en alimentation, d'emploi absolument sûr,
   - celles dont la toxicité fait qu'elles ne peuvent être utilisées par le grand-public,
   - et les plantes dont les poudres et extraits sont utilisés dans les produits de médication familiale, pour le traitement de pathologies mineures ou pour se maintenir en bonne santé.

+ La répartition par indication de manière décroissante est la suivante : [21]
   - cardiovasculaire 27,2 %,
   - respiratoire 15,3 %,
   - digestion et tonus 14,4 % chacun,
   - sédatifs 9,3%,
   - topiques 7,4%,
   - autres 12%.

+ Tous les pays d'Europe autorisent la commercialisation de produits à base de plantes en les considérant comme des remèdes traditionnels et ayant de fait peu de preuves d'efficacité clinique. C'est pourquoi, de nombreux pays ont aménagé des dispositions spécifiques de la réglementation générale du médicament en matière de plantes. Cependant, les exigences réglementaires varient fortement d'un pays à l'autre.

IMS 2000 EU-Market Estimates
Herbal Medicinal Products 2000

Total Market 3.15 Billion US $ ex factory

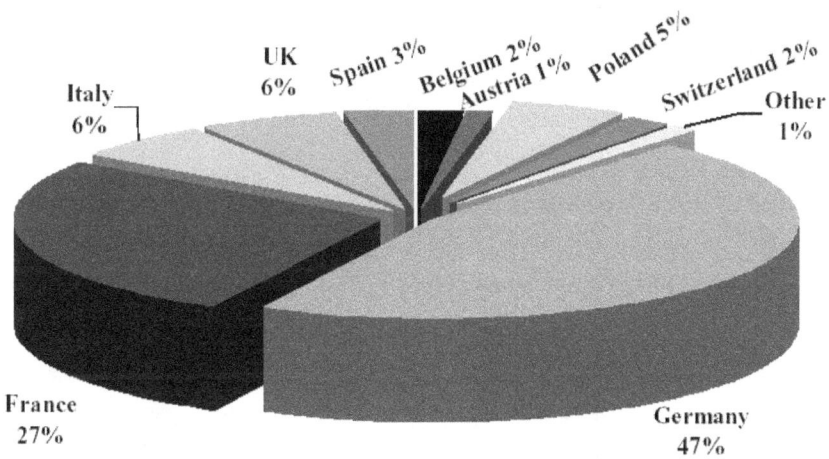

Figure 11 - Estimation du marché européen des médicaments à base de plantes - IMS 2000

Montant Total : 3.15 Milliards d'Euros en prix de production 22

I. L'ALLEMAGNE

A. Aspects Réglementaires

1) Définition

✦ Outre-Rhin, la phytothérapie n'est pas actuellement perçue comme une médecine alternative, mais bien plutôt comme partie intégrante de la médecine conventionnelle. Il n'y a pas de distinction entre les médicaments d'origine chimique et ceux d'origine végétale. Le professeur H. Schilcher, Vice-Président de la Commission E, a mis en exergue quatre concepts importants pour ce type de médicaments.

- Relation dose – effet : selon la posologie, un médicament à base de plantes peut produire différents effets,
- Relation structure – activité : plusieurs types de composés chimiquement définis peuvent être liés à l'action thérapeutique,
- Extraits totaux et constituants isolés : un extrait total standardisé développe souvent une activité supérieure à celle de chaque constituant pris isolément,
- Qualité pharmaceutique : le succès de la thérapeutique à base de plantes dépend de la qualité des produits administrés.[22]

2) Monographies de la Commission E

✦ Une commission a été spécialement mise en place en 1979 par le ministère fédéral de la Santé (BGA – BundesGesundheitAmt) afin de recenser les plantes communément utilisées, dans le but d'évaluer l'efficacité et la sûreté des nouvelles autorisations des médicaments de phytothérapie. Cette commission a continué ses travaux après 1995 sous l'égide du BfArM (Bundesinstitut für Arzneimittel und Medizinprodukte), l'agence allemande du médicament nouvellement créée.

✦ La rédaction et l'approbation d'une monographie suivent une procédure définie : tout d'abord, le BGA publie les projets élaborés par la Commission E, afin de solliciter l'opinion des personnes et des autorités compétentes. Après concertation, ces monographies paraissent dans le journal fédéral (Bundesanzeiger). La commission E édite le résultat de ses investigations sous la forme de monographies : 380 étaient disponibles en 1998, mais à moyen terme, leur réévaluation pourrait conduire à en écarter un certain nombre. Depuis le début des travaux, 77 monographies ont subi des modifications majeures. Ainsi, des détails concernant la pharmacologie, la pharmacocinétique, la toxicologie, ont été ajoutés. [23]

✦ La commission E réalise des études bibliographiques sur la base des éléments suivants : utilisation traditionnelle, données chimiques, études expérimentales, études cliniques, champ d'application épidémiologique, ainsi que des données fournies par les fabricants.

✦ Si les données cliniques et les preuves de sécurité d'emploi sont suffisantes, la monographie est dite positive : les indications sont, de fait, officiellement reconnues. En revanche, si aucune preuve d'efficacité tangible n'est disponible et si l'usage présente un risque, la monographie est dite négative et mentionne clairement que l'utilisation « n'est pas recommandée » ; ce qui, bien entendu, ne constitue pas une interdiction d'usage. Outre l'identité et la composition de la drogue, les monographies positives précisent les indications, les effets secondaires, les interactions médicamenteuses, la posologie et le mode d'administration. Ces informations officiellement reconnues sont particulièrement importantes pour les fabricants de médicaments à base de plantes, ainsi que les pharmaciens et les médecins. Les monographies négatives, quant à elles ne comportent aucune recommandation en matière de posologie.

✦ De nombreuses plantes approuvées par la Commission E sont pharmacologiquement très actives, certaines pouvant même être toxiques si les doses d'utilisation ne sont pas respectées. Il serait donc inexact de penser que l'existence d'une monographie positive implique automatiquement un caractère inoffensif de la drogue, et que le produit résultant doit automatiquement être considéré comme un produit OTC.

3) Législation

✦ Evolution Réglementaire

✦ En Allemagne, depuis l'entrée en vigueur en 1978 de la deuxième loi relative aux médicaments (AMG - Arznei Mittel Gesetze), le procédé d'autorisation prévoit pour tous les médicaments, non seulement un contrôle de la qualité, mais également de l'efficacité et de l'innocuité. Les spécialités commercialisées à cette époque ont bénéficié de dispositions transitoires et obtenu une autorisation « fictive » jusqu'au 21 décembre 1989. Cette période transitoire de douze années devait servir à réduire le fossé existant entre les nouvelles et les anciennes préparations et permettre la réalisation de travaux préliminaires. Pour de nombreuses préparations existantes, les normes de renouvellement ont été simplifiées et des précautions d'emploi ont été ajoutées, afin de pouvoir présenter les indications thérapeutiques de manière uniformisée. Une autre loi relative aux médicaments composés, et également aux mélanges pour infusion, a été promulguée, mais a posé des problèmes supplémentaires lors de son entrée en vigueur le 1er février 1987, car chaque composant actif doit apporter la preuve de son efficacité thérapeutique. [24]

✦ Pour les anciens produits mis sur le marché, le statut de médicament traditionnel a été introduit en 1992, permettant le ré-enregistrement de ces médicaments, sans que de nouvelles études scientifiques rigoureuses soient demandées. Ces produits doivent cependant présenter toute garantie en matière de qualité, mais peuvent utiliser le critère de « drogues ayant fait leurs preuves durant de nombreuses années. » Ces médicaments, pas nécessairement d'origine végétale, devaient également être évalués par une nouvelle commission créée en 1996. Les indications thérapeutiques revendiquées doivent cependant relever de pathologies dites mineures ou traduire un but préventif ; l'indication « traditionnellement utilisé en cas de … » est obligatoire sur le conditionnement. En conséquence, la situation actuelle permet de distinguer clairement des autres médicaments, les médicaments de tradition présents sur le marché de longue date, pour lesquels les preuves d'efficacité imposées aux médicaments éthiques ne sont pas nécessaires. Contrairement à ce qui est prévu par le cahier de l'agence en France, certaines associations avec des produits de synthèse sont autorisées, et il est possible d'utiliser plus de quatre extraits sous forme de mélanges.

✦ Liste des Indications

✦ La liste des plantes autorisées figure au paragraphe 109a du chapitre 3 du code du médicament (AMG) . Plus de 1000 formules de médicaments traditionnels à base de plantes étaient officiellement reconnues au 23 juillet 2001. Ces formules sont présentées sous forme d'un tableau dans lequel figure le numéro de la préparation, la composition en principe actif (un ou plusieurs PA), la forme galénique et l'indication reconnue. Quelques exemples de ces formules sont donnés dans le tableau suivant.

◈ Tableau 2 -**Exemples d'indications officiellement reconnues en Allemagne** [25]

Lfd. Nr.	Wirkstoff(e)	Darreichungsform	Anwendungsgebiete Traditionell angewendet ....
363	Aesculin Rosskastaniensamen, TE mit Ethanol-Wasser	Salbe	zur Besserung des Befindens bei müden Beinen.
363	Esculoside Extrait hydro-alcoolique de graine de marron d'inde	Pommade	En traitement symptomatique des jambes lourdes.
693	Dexpanthenol Rosskastaniensamentrockenextrakt DAB 1996 Kamillenblüten,TE mit Ethanol / Ethanol-Wasser	Flüssigkeit zur äußerlichen Anwendung	zur Vorbeugung gegen Hautschädigungen.
693	Dexpanthénol Extrait sec de graine de marron d'inde standardisé Extrait sec de fleur de camomille alcoolique ou hydro-alcoolique	Lotion pour usage externe	En traitement préventif des affections cutanées.
445	Curcumawurzelstock TE mit Methanol Kamillenblüten TE mit Methanol/Methanol-Wasser Löwenzahnblätter, TE mit Ethanol/Ethanol-Wasser Mariendistelfrüchte TE mit Methanol Melissenblätter TE mit Methanol/Methanol-Wasser	Kapseln	zur Unterstützung der Verdauungsfunktion.
445	Extrait sec de racine de Curcuma méthanolique Extrait sec de fleur de Camomille alcoolique ou hydro-alcoolique Extrait sec de fleur de Pissenlit alcoolique ou hydro-alcoolique Extrait sec de fruit de Chardon-marie méthanolique Extrait sec de feuille de Mélisse méthanolique ou hydro-alcoolique	Gélule	Pour améliorer la digestion.
142	Ascorbinsäure; Salbeiblätter, ZE mit Ethanol/Ethanol-Wasser; Salbeiöl	Lutschtabletten	zur Unterstützung der Funktion der Schleimhäute im Mund- und Rachenbereich.
142	Vitamine C Extrait pâteux de feuille de Sauge éthanolique ou hydro-alcoolique Huile essentielle de Sauge	Comprimés à sucer	En cas d'affection des muqueuses buccales et pharyngées.

TE = Trockenextrakt = Extrait Sec
ZE = Dickextrakt = Extrait pâteux

+ Mention : Diese Angabe beruht ausschließlich auf Überlieferung und langjähriger Erfahrung.
Cette indication est basée exclusivement sur la tradition et l'expérience accumulée pendant de nombreuses années.

4) Les Autorisations Standard

✦ Principe

✦ En Allemagne, conformément à la législation entrée en vigueur le 1er janvier 1978, toutes les spécialités pharmaceutiques nécessitent l'obtention d'une autorisation. Seuls quelques médicaments, le plus souvent de préparation extemporanée, ou fabriqués à petite échelle en sont dispensés. Ceci signifie donc que de nombreux médicaments similaires, voire même identiques, vendus au détail, sont soumis à cette autorisation. C'est notamment le cas des drogues pour infusion préparées à l'avance et en grand nombre (plus de 100 conditionnements). Comme les dépenses occasionnées pour établir une demande et rassembler une documentation complète concernant la qualité, l'efficacité et la sécurité des produits auraient été démesurées, le législateur a trouvé une solution par la biais des « Autorisations Standard », en instituant des monographies de médicaments comportant toutes leurs caractéristiques qualitatives et quantitatives, ainsi que le libellé de l'indication.

✦ En pratique, ces monographies sont plus exhaustives que celles des pharmacopées, puisqu'elles présentent des données comparatives concernant notamment la stabilité du produit selon la forme galénique. En 1996, les monographies de 88 drogues et de 44 mélanges pour infusion étaient disponibles. Ces autorisations standard permettent au pharmacien de préparer et de délivrer ces drogues ainsi que des mélanges pour infusion sous forme de spécialités pharmaceutiques. Ces préparations de composition fixe, préparées et conditionnées à l'avance, sont destinées à la vente directe, sans avoir besoin de suivre le processus que requiert une demande d'autorisation de mise sur le marché. Ainsi, suffit-il de se conformer aux spécifications de la monographie correspondante.
10

✦ Limites

✦ Certains produits peuvent être enregistrés en temps que « Nahrungergänzungsmittel » (complément alimentaire) ne nécessitant aucune documentation établissant leur qualité, leur efficacité et leur sécurité. Ceux-ci ne doivent pas avoir les mêmes caractéristiques qu'un médicament : composition, posologie, indication. Toute allégation thérapeutique est bien entendu interdite.

B. Aspects Commerciaux

1) Commercialisation

✦ Le marché allemand, le plus important d'Europe, rassemblait en 1990 environ 60 000 produits à base de plantes, dont 40 000 sous forme de tisanes, commercialisés par le biais des autorisations standards. Plus de 800 produits ont été autorisés à l'issue du processus de révision des AMM et 3700 sont toujours en cours d'examen. Le nombre de compléments alimentaires n'est pas connu précisément car ces produits ne nécessitent pas d'autorisation fédérale.

✦ Les drogues utilisées actuellement sont au nombre de 1 400 et décrivent environ 600 à 700 espèces végétales, dont une centaine seulement est couramment utilisée. Parmi les plantes les plus fréquemment prescrites, on trouvera, par ordre décroissant, les suivantes : le ginkgo (circulation cérébrale), le millepertuis (antidépresseur), la graine de marron d'Inde (veinotonique), l'aubépine (tropisme cardiaque), la myrte (état grippal), le sabal (urologie), la racine d'ortie brûlante (urologie), le lierre (état grippal), le gui (cancer), le chardon marie (hépatoprotecteur), l'ananas (anti-inflammatoire), les echinacées (immunostimulant), la matricaire (dermatologie), le gattilier (gynécologie), l'artichaut (hypocholestérolémiant). D'autres plantes majeures sont également utilisées comme l'ail, le gingembre, le ginseng…

✦ Les remèdes à base de plantes représentent 10% du marché pharmaceutique total en Allemagne. Une enquête représentative effectuée par l'institut d'Allensbach en 1990 a confirmé qu'un nombre croissant de personnes utilisent les médicaments naturels. L'étude a montré que 58% de la population prend ces remèdes, cette consommation s'étant faite pour 44% d'entre eux au cours de l'année. Il a également été mis en évidence qu'au fil des années, le nombre de jeunes gens qui utilisent ces produits a augmenté considérablement. La majorité de la population allemande (85%) estime que l'expérience des médecins, des praticiens et des malades doit être acceptée comme une preuve de l'efficacité des médicaments naturels.

✦ Le chiffre d'affaires des médicaments à base de plantes en vente libre dans les pharmacies s'élevait à 4,5 milliards de DM en 1995 (2,3 MM€), plus de la moitié de ces produits ayant été prescrits par un médecin. Les phytomédicaments représentent ainsi presque 30% du chiffre d'affaires des médicaments en vente libre, qui était estimé alors à 15,2 milliards de DM (7,8 MM€). [26]

✦ Nombreux sont les produits ayant des indications complètes validées sur la base d'essais cliniques. C'est le cas du millepertuis pour la dépression, du palmier de Floride pour les troubles mictionnels d'origine prostatique, de l'aubépine dans les troubles du rythme cardiaque, du kava-kava dans la nervosité, du ginkgo pour les troubles des performances cérébrales.

2) Distribution

✦ Les produits à base de plantes sont aussi bien disponibles en pharmacie que dans d'autres magasins de détail. La législation du médicament (AMG) prévoit que de manière générale les produits médicaux soient vendus en pharmacie, sauf lorsque ces produits sont mis sur le marché à des fins autres que le traitement symptomatique ou curatif des maladies et lorsqu'ils ne contiennent que des principes actifs sûrs. (Section 44, Paragraphe 1 et 2) Dans les magasins de détail, autres que les pharmacies, une personne diplômée (droguiste ou herboriste) doit être présente lors de la vente.

✦ En dehors de quelques préparations, les produits à base de plantes ne nécessitent pas d'ordonnance. La plupart du temps, les médicaments de phytothérapie sont pris en charge par le système de santé, sur la base de critères établis, tel que l'indication, la nature des principes actifs ou une efficacité démontrée.

II. Autres Pays d'Europe du Nord

A. ROYAUME-UNI

✦ Réglementation

✦ La section 132 du Medicines Act de 1968 définit les remèdes végétaux comme des médicaments obtenus en soumettant une plante ou une partie de plante à des traitements tels que le séchage, le broyage ou tout autre procédé, ainsi que tout mélange de ces substances.

✦ La procédure de révision des AMM des médicaments de phytothérapie a été entamée en 1985 par la Medicines Control Agency (MCA) avec la parution d'un bulletin d'information destiné aux titulaires d'AMM, et s'est terminée en 1990. Sur l'étiquetage doivent figurer les mentions :

- « An herbal remedy traditionally used for the symptomatic relief of ...»

  « Remède à base de plantes traditionnellement utilisé pour traiter de manière symptomatique ... »

- « If symptoms persist consult your doctor »

  « Si les symptômes persistent, consultez votre médecin »

✦ Il est tenu compte de l'usage actuel des plantes. Ainsi, des plantes tel que les echinacées, le boldo ou le millepertuis, qui ne sont pas employées en alimentation, sont considérées comme ayant des effets pharmacologiques. Les produits en contenant doivent être enregistrés en temps que médicament. Aucune liste d'indication ni de plantes d'usage exclusivement médical n'est actuellement établie.

✦ Une nouvelle directive publiée par la MCA est parue en décembre 1995 : « A guide to what is a medicinal product » [27]. Ce guide donne des exemples afin de définir la frontière entre les produits pharmaceutiques et des produits tels que les cosmétiques ou les compléments alimentaires.

✦ Enregistrement simplifié

✦ Il n'est pas prévu d'enregistrement simplifié pour les médicaments traditionnels à base de plantes. Toutefois, des données bibliographiques en langue anglaise peuvent être soumises pour étayer l'efficacité du produit.

✦ Commercialisation

✦ Plus de 550 autorisations ont été délivrés pour les produits à base de plantes. Les drogues les plus utilisées sont la valériane et la passiflore en cas d'insomnie, l'ail et les echinacées pour les états grippaux, le séné et le pissenlit pour la constipation.

✦ Distribution

✦ Conformément aux dispositions générales concernant la vente au public, le Medicines Act de 1968 classe les médicaments en trois catégories :

  ▪ Produit accessible au public quel que soit le circuit de distribution, inscrit à la « general sale list »
  ▪ Produit uniquement en vente en pharmacie, dont 35 plantes
  ▪ Produit nécessitant une prescription médicale, dont 13 plantes

✦ Les produits inscrits à la « general sale list » sont principalement vendus par les épiciers, les droguistes et les magasins de diététique. Ces produits doivent être dans un emballage scellé et ne peuvent être vendus qu'en l'état. 341 plantes (conditionnées ou pas) sont disponibles au détail en dehors du circuit pharmaceutique, à condition de ne pas faire état d'indications thérapeutiques.

✦ Cependant, certaines plantes inscrites au « Supply of Herbal Remedies Order » ne peuvent être vendues qu'en pharmacie ou par un médecin, lorsqu'elles sont destinées à un patient venant le consulter. Aucune autorisation n'est nécessaire lorsque le remède est utilisé sous le contrôle d'un médecin phytothérapeute. Celui-ci prépare en général lui-même ses propres mélanges ou bien se les procure auprès de fournisseurs spécialisés. [21]

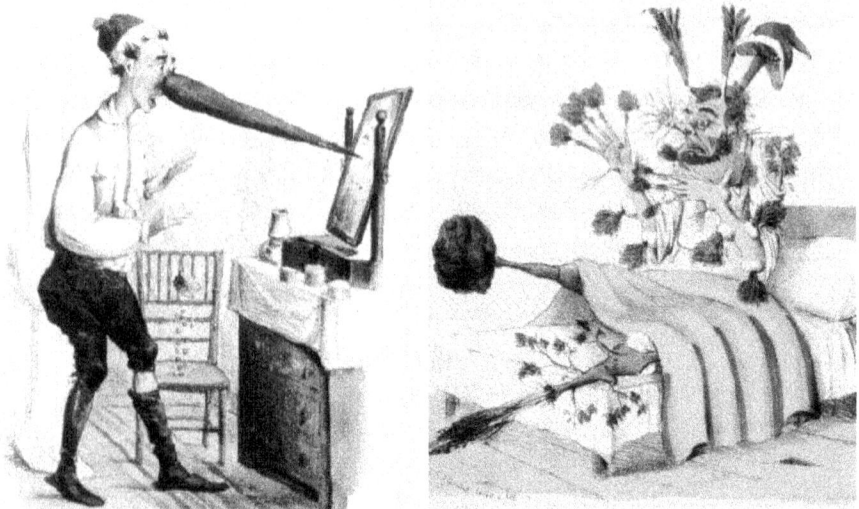

Dramatic side-effects of Morrison's universal vegetable pills

reported 1834 / 1835

◈ Figure 12 – Perception anglaise du médicament à base de plantes vers 1830

B. AUTRICHE

✦ Réglementation

✦ Il n'existe pas de définition des médicaments à base de plantes, ni de liste des principes actifs autorisés.

✦ Les produits à base de plantes ayant des indications thérapeutiques ou ayant une activité pharmacologique sont considérés comme des médicaments, conformément à la directive 2001/83/CE.

✦ Il existe une catégorie de produits (Therapie-Ergänzungsmittel), qui ne sont pas considérés comme médicament et qui peuvent avoir des indications thérapeutiques. Ces produits sont définis en section 1 paragraphe 3 du code autrichien du médicament, comme relevant d'une médecine complémentaire. Le fabricant doit soumettre au ministère de la santé un dossier comprenant des informations relatives à la sécurité et la qualité.

✦ Quelques produits, contenant des principes actifs tel que le ginseng, le millepertuis ou le ginkgo (sur prescription) ont obtenu une AMM sur la base d'un dossier complet.

✦ Enregistrement Simplifié

✦ La section 17 A du code du médicament, prévoit un enregistrement simplifié pour lequel ni les études d'efficacité, ni les études de sécurité ne sont exigées. Ces études sont facultatives dans la mesure où le principe actif est inscrit sur une liste. La qualité du produit fini doit répondre à des exigences réglementaires définies. Aucune mention tel que « médicament traditionnel » n'est prévue pour l'emballage.

✦ La liste des principes actifs et de leurs indications éligibles au titre de la procédure simplifiée a été établie en 1989 et la dernière révision date de 1992. Cette liste comprend plus de 500 substances : plantes médicinales, parties de plantes, huiles essentielles... Cette liste est le fruit du travail d'un collège d'experts en pharmacognosie, pharmacologie et pharmacochimie. Toute proposition d'un industriel est examinée dans la mesure où les critères de qualité et de sécurité sont remplis.

✦ Commercialisation

✦ Il y a approximativement 700 médicaments à base de plantes autorisés, dont 400 selon la procédure normale et 300 selon la procédure abrégée. Ces médicaments sont généralement des associations de drogues végétales, mais également des associations avec des produits chimiques. 600 médicaments homéopathiques à base de plantes sont également commercialisés.

✦ <u>Distribution</u>

✦ En principe, tous les médicaments y compris ceux à base de plantes, ne peuvent être vendus qu'en pharmacie. Cependant, la section 59 du paragraphe 3 du code autrichien du médicament prévoit une exception : certains produits, ne présentant pas de risques particuliers (par exemple les tisanes), peuvent également être vendus dans d'autres magasins, s'ils en font la demande. L' « Abgrenzungsverordnung » contient la liste de ces produits hors monopole, on y trouve un bon nombre de médicaments à base de plantes, ainsi que des monographies de plantes avec leurs indications et les posologies recommandées. Qu'elles soient vendues en pharmacie, en droguerie (Drogerien) ou en magasins de santé (Gesundheitsläden) les plantes ne doivent pas être en libre accès. [28]

C. BELGIQUE

✦ Réglementation

✦ Les médicaments à base de plantes sont définis comme étant des produits contenant des substances végétales.

✦ Les produits à base de plantes peuvent être soit des médicaments, soit des denrées alimentaires. La classification dans une ou l'autre catégorie se fait, conformément à la loi belge, selon la destination du produit. Les autorités évaluent en fonction de la présence d'indications, si le produit est présenté ou non comme un médicament.

✦ L'arrêté royal de novembre 1997 a institué une liste importante de plantes d'usage bien établi pouvant être commercialisés en temps que denrée alimentaire ou médicament. La liste 1 regroupe les plantes dangereuses ne pouvant être utilisées dans l'alimentation, la liste 2 les champignons non toxiques et la liste 3 les plantes dont la commercialisation doit être signalée aux autorités de tutelle. Les produits contenant des plantes de la liste 3 ne sont pas considérés comme étant des médicaments s'ils ne revendiquent aucune indication thérapeutique. Il est interdit de commercialiser des plantes non inscrites à la liste 3.

✦ Le chardon-marie et le palmier de Floride (sur prescription) ont été autorisés sur la base d'un dossier complet.

✦ Enregistrement simplifié

✦ La circulaire ministérielle du 30 novembre 1994[29], parue au Moniteur belge * le 10 février 1995, définit une procédure d'enregistrement simplifié applicable aux médicaments à base de plantes. Les plantes éligibles au titre de cette procédure figurent sur des listes en annexe de la circulaire. Ces listes, qui ont été mise à jour en mai 1997, ont été publiées au moniteur belge le 25 décembre 1997. Il est ainsi établi 23 listes correspondant à autant d'indications regroupant les plantes d'usage bien établi. Aucune mention du type « médicament traditionnel » n'est prévue sur le conditionnement.

NB : * Le Moniteur belge est l'équivalent du Journal Officiel en France.

✦ Aucune donnée complémentaire concernant la sécurité et l'efficacité n'est demandée dans ce cas par les autorités de tutelle. Il n'y a pas de recommandations spécifiques en matière de qualité. Les monographies de la pharmacopée européenne sont acceptées comme référentiels. Le ministère de la santé peut demander également toute information tels que des certificats d'analyse, les résultats des études de stabilité, ou tout autre document nécessaire.

✦ Commercialisation

✦ En 1964, quelques médicaments à base de plantes étaient officiellement enregistrés. Le processus de validation des autorisations devait être terminé en 1990. Cependant, pour la plupart des médicaments à base de plantes commercialisés sous forme classique (tisane), le processus de validation est toujours en cours.

✦ En dehors de ces produits, une vingtaine de médicaments onté été mis sur le marché selon la procédure établie en 1995, d'autres demandes sont en cours d'examen. Les indications revendiquées par les fabricants sont examinées au cas par cas par le ministère de la santé. [26]

✦ Distribution

✦ Les médicaments de phytothérapie, à l'instar de tous les autres médicaments sont vendus uniquement en pharmacie ; l'accès direct du consommateur au médicament est interdit. Les produits de parapharmacie peuvent également être vendus dans les supermarchés, les espaces de santé et par correspondance. Les compléments alimentaires peuvent être vendus dans tous les circuits de distribution.

D. DANEMARK

✦ Réglementation

✦ Le Danemark définit les remèdes naturels comme étant des médicaments dont les principes actifs sont des substances présentes dans la nature (animales, minérales ou végétales). Les indications que peuvent présenter ces produits doivent être mineures, toutefois, il n'existe pas de liste limitative des indications autorisées.

✦ Conformément à la directive 2001/83/CE, les produits à base de plantes ayant des indications thérapeutiques relèvent de la législation du médicament. [30]

✦ Enregistrement simplifié

✦ Il n'existe pas de législation spécifique aux médicaments à base de plantes ; il en va de même pour les médicaments traditionnels.

✦ Les produits à base de plantes peuvent être enregistrés en temps que remède naturel s'ils justifient de références bibliographiques européennes ou nord-américaines. L'ordonnance numéro 790 du 21 septembre 1992 prévoit que les résultats des études d'efficacité et de sécurité peuvent provenir de la littérature, mais tous les renseignements relatifs à la qualité doivent être fournis. (descriptif du procédé de fabrication et des méthodes d'analyse)

✦ Seules quelques indications ont été acceptées par les autorités de tutelle.

✦ Commercialisation

✦ 159 spécialités étaient autorisées au 12 juin 1998. Cette liste ne comprend pas exclusivement des remèdes naturels ayant un principe actif végétal.

✦ Distribution

✦ La vente au détail de tels produits ne requiert aucune autorisation particulière, ce qui explique pourquoi leur distribution n'est pas réservée au circuit pharmaceutique. [28]

E. FINLANDE

✦ Réglementation

✦ La Finlande définit les remèdes naturels comme étant les produits utilisés traditionnellement à des fins thérapeutiques, dont les principes actifs appartiennent au règne animal, végétal, minéral ou bactérien. (Section 21 du Code du Médicament)

✦ Afin de définir un produit à base de plantes comme médicament ou comme supplément alimentaire, une liste recensant les plantes utilisées traditionnellement à des fins médicales, a été établie il y a une trentaine d'années. Si une plante n'est pas inscrite sur la liste, le produit peut être commercialisé en temps que supplément alimentaire, à condition de ne pas faire état d'indications thérapeutiques. Cette liste n'est pas exhaustive et est périodiquement remaniée.

✦ Il existe de nombreux produits à base de plantes sans indications thérapeutiques enregistrés comme compléments alimentaires.

✦ Enregistrement Simplifié

✦ Le code du médicament de 1993, prévoit, conformément à la directive 65/65/CE reprise par la directive 2001/83/CE, que la demande d'autorisation peut être obtenue sur la base de données bibliographiques (sécurité et efficacité). Un régime de transition a été mis en place afin de mettre en conformité les AMM précédemment attribuées. Les critères de qualité applicable à ces médicaments sont identiques à ceux d'un principe actif innovant. L'emballage doit clairement indiquer qu'il s'agit d'un médicament à base de plantes.

✦ Un produit entrant dans le champ des médicaments à base de plantes, ne peut se dispenser de références bibliographiques, même lorsque la plante est utilisée traditionnellement.

✦ Commercialisation

✦ 131 médicaments à base de plantes ont une autorisation de mise sur le marché valide. Les indications les plus courantes sont les états grippaux, la circulation veineuse, les diurétiques légers, les troubles cardiaques légers et l'insomnie. Parmi les plantes les plus utilisées figurent les echinacées (14), le ginkgo (11), l'aubépine (9), la mélisse (5), la valériane (4) et la prêle (3).

✦ Distribution

✦ L'autorisation de mise sur le marché d'un produit à base de plantes peut limiter sa vente aux pharmacies. En l'absence de restrictions, le médicament peut être vendu dans tous les magasins. Lorsque la vente est limitée aux pharmacies, les autorités alimentaires finnoises réalisent des inspections pour vérifier que le produit n'est pas disponible en dehors du circuit officinal. Des écarts ont été relevés, mais l'efficacité de ces contrôles reste limitée. [28]

F. IRLANDE

✦ Réglementation

✦ De nombreux produits à base de plantes avec des allégations thérapeutiques sont actuellement commercialisés sans avoir le statut de médicament. Ces produits devraient être placés sous le contrôle du « Irish Medicine Board » afin d'éviter que toute drogue potentiellement toxique soit utilisée. En1996, certaines plantes ont été placées sur la liste des médicaments nécessitant une prescription ou en vente en pharmacie ; les produits en contenant doivent obligatoirement avoir le statut de médicament. Il est prévu que la mention d'une indication quant à la prévention, au traitement ou au diagnostic d'une maladie humaine, soit réservée aux médicaments.

✦ Enregistrement simplifié

✦ Aucune procédure d'enregistrement simplifié n'est actuellement possible, il est ainsi obligatoire de présenter le résultat des études d'efficacité et de sécurité. L'Irish Medicine Board n'a toujours pas pris de décision en matière d'autorisation pour les médicaments traditionnels à base de plantes, car cette agence déclare attendre le fruit des délibérations du groupe de travail Herbal Medicinal Products de l'EMEA.

✦ L'enregistrement sur la base de données bibliographiques prévu par la directive 65/65/CEE pour ces médicaments est techniquement possible, cependant aucune demande n'a été présentée jusqu'à maintenant. [31]

✦ Commercialisation - Distribution

✦ Certains produits ne nécessitant pas de prescription médicale tel que le paracétamol, l'aspirine, les vitamines, des sirops pour la toux peuvent être vendus hors du circuit pharmaceutique. Les produits à base de plantes qui ne sont pas enregistrés en temps que médicament peuvent être vendus partout (officine, droguerie, supermarché, magasin de diététique…)

G. PAYS-BAS

✦ Réglementation

✦ Les produits à base de plantes sont définis d'après la ligne directrice européenne « Quality of Herbal Remedies » comme étant les produits contenant en temps que principe actif des plantes ou parties de plantes, des extraits, des gommes, des produits d'expression…

✦ Il existe également des produits à base de plantes qui ne sont pas soumis à l'aval de l'autorité de tutelle, mais ceux-ci ne doivent pas avoir d'indications thérapeutiques.

✦ Conformément à la directive 65/65/CEE reprise par la directive 2001/83/CE, tout produit présenté comme ayant des propriétés de prévention ou de traitement curatif ou symptomatique, à l'égard des maladies humaines, est considéré comme un médicament.

✦ Quelques produits à base de ginkgo, de valériane, de séné et de plantain ont été autorisés sur la base d'un dossier complet.

✦ Enregistrement Simplifié

✦ Il n'est pas prévu de procédure d'enregistrement simplifié pour les médicaments traditionnels. Des données bibliographiques peuvent, théoriquement, être soumises.

✦ Commercialisation

✦ La plupart des produits ont été enregistrés conformément à la directive 65/65/CEE. Les plantes les plus utilisées sont le séné, la valériane, le psyllium.

✦ Distribution

✦ En raison d'une faible densité officinale, les médicaments ne nécessitant pas de prescription peuvent être vendus par les pharmaciens et les droguistes. Les produits à base de plantes qui ne sont pas enregistrés en temps que médicament peuvent être vendus en officine, droguerie, supermarché, magasins diététiques….

H. SUEDE

✦ Réglementation

✦ Les médicaments à base de plantes entrent dans la catégorie des remèdes naturels. Ces derniers ont été définis en 1995 comme étant des médicaments dont le principe actif provient d'une source naturelle, qu'elle soit animale, végétale, microbienne, minérale ou saline. Le principe actif ne doit pas subir de modifications trop importantes : il ne doit pas être modifié chimiquement, par un procédé de biotechnologie ou ne contenir qu'une espèce chimiquement définie.

✦ Un produit à base de plantes est considéré comme étant un médicament selon les éléments de sa présentation : forme galénique, voie d'administration, notice, emballage, texte de l'emballage ou des publicités...

✦ Enregistrement simplifié

✦ Conformément à la directive 2001/83/CE, le demandeur peut fonder sa demande sur la base d'éléments bibliographiques, dans la mesure où le remède naturel est conçu à des fins d'automédication. Même si le principe actif est d'usage traditionnel et qu'aucun accident d'utilisation n'a été rapporté, des données toxicologiques minimales doivent être fournies. Une mention spéciale doit figurer sur le conditionnement des remèdes naturels.

✦ Commercialisation

✦ 40 médicaments à base de plantes sont autorisés en Suède. En ce qui concerne les 280 remèdes naturels commercialisés avant le 1er juillet 1993, ceux-ci ont reçus une autorisation transitoire. Les plantes les plus utilisées sont le ginkgo, la valériane, les echinacées, la mélisse, le millepertuis.

✦ Distribution

✦ La vente au détail des plantes médicinales n'est pas réglementée. Il n'existe pas de dispositions législatives ou administratives spécifiques à ces produits. [28]

III. L'Europe du Sud

A. ESPAGNE

✦ Réglementation

✦ La définition des médicaments à base de plantes est donnée par l'article 42 du Code du Médicament qui établit que les plantes et leurs préparations telles que les extraits, les teintures (…) ayant des indications relatives au traitement, au diagnostic ou à la prévention d'une maladie, doivent se conformer soit à une formule magistrale ou officinale, soit à la réglementation des spécialités pharmaceutiques.

✦ Le décret royal de 1997 définit que les médicaments de phytothérapie (medicamentos de las plantas medicinales) doivent être des spécialités pharmaceutiques (especialidades farmaceuticas a base de plantas) ou des médicaments phytotraditionnels (productos fitotradicionales). Les spécialités pharmaceutiques sont autorisées à avoir des indications thérapeutiques ; ce qui n'est pas le cas des médicaments phytotraditionnels.

✦ Tout produit ayant des indications thérapeutiques doit disposer d'une autorisation de mise sur le marché.

✦ Enregistrement simplifié

✦ L'ordonnance ministérielle du 3 octobre 1973 institue deux listes de plantes figurant au « Registro Especial ». Le premier groupe correspond aux plantes médicinales devant être vendues en pharmacie, le second groupe correspond aux plantes en vente libre.

✦ Les spécialités pharmaceutiques peuvent contenir des plantes des deux listes. Dans ce cas, aucun renseignement concernant l'efficacité et la sécurité n'est demandé. Ces produits doivent disposer d'une autorisation de commercialisation de la direction générale de la santé. Les exigences en matière de qualité sont identiques aux autres spécialités pharmaceutiques. Le décret 767/93 fixe la liste des indications reconnues pour chaque plante.

✦ Les médicaments phytotraditionnels sont des médicaments pour lesquels aucune autorisation préalable à leur commercialisation n'est nécessaire ! Ils ne peuvent contenir que des plantes du deuxième groupe et n'ont pas le droit d'avoir d'indication thérapeutique. Une autorisation est nécessaire lorsqu'il s'agit d'un mélange de plantes.

✦ Commercialisation

✦ Le registre officiel recense 1028 produits à base de plantes actuellement commercialisés, alors que plus de 1600 autorisations ont été délivrées.

✦ Distribution

✦ Les médicaments (définition incluant également les produits à base de plantes) doivent être vendus en pharmacie. L'article 42.3 du code du médicament espagnol prévoit que les plantes médicinales traditionnelles, présentées sans indications thérapeutiques peuvent être vendues librement, cependant le démarchage à domicile est interdit.

✦ D'après le décret royal de 1997, les médicaments phytotraditionnels peuvent être vendus en dehors des officines s'ils :

- contiennent uniquement des plantes figurant à l'annexe II,
- mentionnent le terme produit phytotraditionnel (producto fitotradicional) ,
- sont utilisés de manière topique ou orale,
- ne présentent pas de risque pour la santé publique. [28]

◈ Tableau 3 - **Statuts du médicament de phytothérapie en Espagne**

	Spécialité	Phytotraditionnel
Principe actif	Liste 1 et 2	Liste 2 (100 plantes)
Enregistrement	Obligatoire	Non exigé (sauf mélanges)
Indication thérapeutique	Autorisé	Interdit
Statut	Médicament	Médicament
Vente	Pharmacie	Pharmacie + Détail

B. ITALIE

✦ Réglementation

✦ Il n'y a pas pour l'instant de cadre législatif spécifique aux médicaments à base de plantes. Seuls les produits à base de plantes ayant des indications thérapeutiques sont considérés comme des médicaments.

✦ La circulaire du 8 janvier 1981 du Ministère de la Santé place quelques plantes sur une liste d'utilisation restreinte. La liste A pour les plantes ne pouvant être vendues qu'en pharmacie et la liste B pour les plantes pouvant être vendues en dehors des officines. Tout produit contenant des plantes d'une de ces listes et ayant des indications thérapeutiques doit disposer d'une autorisation de mise sur le marché.

✦ Les allégations santé sont autorisées pour les compléments alimentaires, à condition de ne faire référence à aucune pathologie. De tels produits ne sont pas enregistrés auprès du ministère de la santé.

✦ Enregistrement simplifié

✦ Les produits d'auto-médication d'usage bien établi peuvent fournir des références bibliographiques en lieu et place de la documentation pharmacologique, toxicologique et clinique. La plupart des laxatifs végétaux ont été enregistrés par la procédure abrégée.

✦ Commercialisation

✦ La plupart des produits à base de plantes ne sont pas enregistrés en temps que médicaments, sachant que le ministère de la santé a délivré jusqu'à présent 180 autorisations de commercialisation. Les principales indications sont la constipation, la nervosité, les troubles gastro-intestinaux, les états grippaux.

✦ Distribution

✦ La vente des médicaments, y compris les produits à base de plantes, est limitée aux pharmacies, qui sont sous le contrôle du ministère de la Santé. L'accès direct des médicaments au public est interdit.

✦ Les produits diététiques et les compléments alimentaires peuvent être vendus en dehors des officines, bien qu'ils soient généralement disponibles en pharmacie. Les plantes (non médicinales) considérées comme alimentaires sont vendues en « erboristeria » sous la responsabilité d'un herboriste, qui ne doit donner aucune indication thérapeutique. Les mélanges de plantes ne peuvent être préparés à l'avance et ne doivent être réalisés qu'à la demande d'un client. Le diplôme d'herboriste existe en Italie depuis 1930 et en 1995 a été créé un cursus universitaire des techniques d'herboristerie: « Corso di diploma in techniche erboristiche ». Ces cours se déroulent dans plusieurs universités italiennes et font intervenir conjointement les facultés de pharmacie et d'agronomie.

✦ Les produits à base de plantes ayant des indications thérapeutiques ou ayant une activité pharmacologique avérée ou potentiellement toxique doivent obligatoirement être des médicaments. De même, les mélanges de plantes ayant une indication thérapeutique doivent avoir le statut de médicament, et ne peuvent donc être vendus qu'en pharmacie. Les mélanges de plantes conformes à la Pharmacopée italienne, peuvent être préparés à l'avance et avoir des indications thérapeutiques ; d'autres mélanges peuvent être réalisés sur prescription médicale. [28]

C. PORTUGAL

✦ Réglementation

✦ Il n'y a pas de définition légale des médicaments à base de plantes.

✦ Conformément à l'article 3 du décret 353 de 1993, relatif aux produits homéopathiques, aux cosmétiques, aux plantes médicinales et aux produits diététiques à usage médical, ces produits ne sont pas inclus dans la définition du médicament et sont considérés comme des produits de santé (productos sanitarios). De tels produits peuvent avoir des indications thérapeutiques et sont placés sous le contrôle de l'INFARMED – Instituto Nacional da Farmacia e do Medicamento .

✦ Enregistrement simplifié

✦ Aucune législation concernant les médicaments traditionnels à base de plantes n'a été mise en place à l'heure actuelle. Des références bibliographiques pourraient être soumises dans le dossier de demande d'AMM.

✦ Commercialisation

✦ Les principales plantes utilisées sont le ginseng, le ginkgo et la valériane.

✦ Distribution

✦ Les produits à base de plantes peuvent être vendus par les grandes surfaces et par les herboristes. Cependant les produits de santé à base de plantes ne peuvent être vendus qu'en pharmacie. [28]

D. GRECE

✦ Réglementation

✦ Le décret ministériel du 1er avril 1994 relatif aux médicaments à base de plantes, les définit comme étant des produits contenant exclusivement comme principe actif des plantes ou des préparations à base de plantes.

✦ Les produits à base de plantes ayant des indications thérapeutiques ou une activité pharmacologique sont considérés comme étant des médicaments, devant suivre les recommandations du décret ministériel de 1994. Sans allégation médicale, ces produits sont des compléments alimentaires et doivent obtenir une autorisation des autorités de tutelle.

✦ Commercialisation

✦ 44 produits à base de plantes étaient autorisés en mai 1998. Le séné et le ginseng sont parmi les plantes les plus utilisées.

✦ Distribution

✦ La distribution de tous les produits médicaux (nécessitant ou pas une ordonnance) n'est possible qu'en pharmacie. La vente des plantes médicinales, des médicaments de phytothérapie et des compléments alimentaires est réservée aux pharmaciens. Dans les localités mal desservies, les médecins peuvent délivrer les médicaments, à condition d'avoir obtenu une autorisation spéciale des autorités de santé grecque. [28]

IV. BILAN

✦ Nombreux sont les pays qui ont mis en place un cadre réglementaire spécifique aux médicaments à base de plantes. Sous des appellations locales diverses, tel que remède naturel ou phytotraditionnel, l'ensemble de ces produits disposent souvent de procédures d'enregistrement distinctes de celles des médicaments conventionnels. Cependant les modalités de la déclaration aux autorités de tutelle varient fortement d'un pays à l'autre. Certains pays, comme la France et l'Allemagne, ont choisi de définir des listes de plantes et d'indications autorisées, mais dans la majorité des cas, l'appréciation se fait au cas par cas. Souvent prévue dans les textes, la soumission de données bibliographiques, pour certaines parties du dossier, n'est pas systématiquement acceptée.

✦ La plupart des pays d'Europe du Sud ont une tradition d'emploi des plantes en thérapeutique peu développée, ce qui permet de comprendre pourquoi ils ne disposent pas à l'heure actuelle de législation aboutie en matière de phytothérapie. L'Espagne, en créant une catégorie de médicaments ne nécessitant pas d'autorisation préalable à leur commercialisation, ne respecte pas la directive 2001/83/CE et constitue de fait une exception notable au sein de l'Union Européenne.

✦ Ce sont ainsi plus de 1400 drogues végétales, dont 200 majeures, qui sont actuellement disponibles dans les différents états de l'Union Européenne. D'après le Dr Keller de l'Institut Fédéral pour les Médicaments et Produits Médicaux (Bundesistitut für Arzneimmittel und Medizinprodukte) et président du groupe « Phytotherapy » à l'EMEA, les drogues végétales constituent un problème majeur dans le cadre de l'harmonisation des législations du médicament dans les pays de l'Union Européenne. [22]

◈ **Tableau 4 - Enregistrement simplifié des médicaments à base de plantes en Europe**

Pays	Simplification	Commentaire
Allemagne	Oui	Liste des monographies de la commission E
Autriche	Oui	Liste de plantes - 1992
Belgique	Oui	Arrêté Royal - 1997
Danemark	Non	Biblio pour sécurité et efficacité
Espagne	Oui	Décret Royal – 1997
Finlande	Non	Biblio pour sécurité et efficacité
France	Oui	Liste dans le cahier n°3 de l'Afssaps - 1998
Irlande	Non	Biblio en théorie
Italie	Non	Biblio pour sécurité et efficacité
Pays-Bas	Non	Biblio en théorie
Portugal	Non	Biblio en théorie
Royaume-Uni	Non	Biblio pour efficacité
Suède	Non	Biblio au cas par cas

✦ Simplification = Possibilité de soumettre un dossier simplifié

✦ Biblio = Enregistrement simplifié prévu à l'article 4.8(a)(ii) par la directive 65/65/EEC repris à l'article 10 paragraphe 1 point (ii) par la directive 2001/83/CE : « le demandeur n'est pas tenu de fournir les résultats des essais toxicologiques, pharmacologiques et cliniques s'il peut démontrer: (…) que le ou les composants du médicament sont d'un usage médical bien établi et présentent une efficacité reconnue ainsi qu'un niveau acceptable de sécurité, au moyen d'une bibliographie scientifique détaillée ».

◈ **Tableau 5 - Conditions de Vente des Plantes Médicinales en Europe**

Pays	Pharmacie	Autres Circuits
Allemagne	Oui	Oui (AMG – Section 44 et 45)
Autriche	Oui	Oui (Abgrenzungsverordnung)
Belgique	Oui	Non
Danemark	Oui	Oui
Espagne	Oui	Non
Finlande	Oui	Oui
France	Oui	Oui (Herboriste, Décret 79-480)
Irelande	Oui	Non
Italie	Oui	Non
Luxembourg	Oui	Non
Pays-Bas	Oui	Oui
Portugal	Oui	Non
Royaume-Uni	Oui	Oui (General Sale List)
Suède	Oui	Oui (Pas de Législation)

Partie 4 :
ORGANISATIONS
INTERNATIONALES

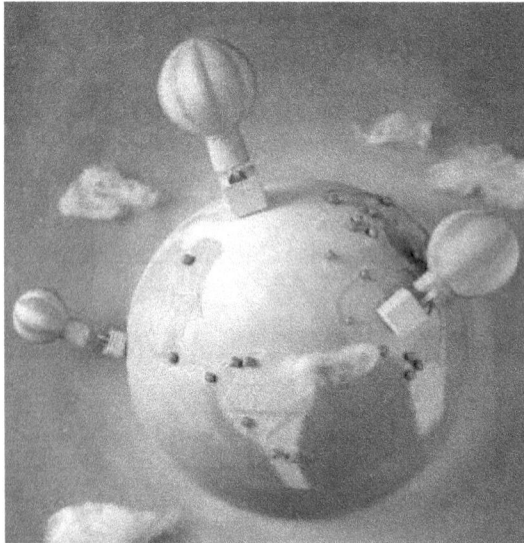

Partie 4 : Organisations Internationales

I. EMEA

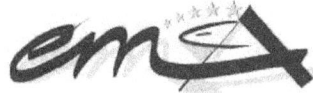

✦ Début 1997, la Commission Européenne décidait de la création d'un groupe de travail consacré au médicament à base de plantes, au sein de l'Agence Européenne d'Evaluation des Médicaments (EMEA). Ce groupe, connu sous le sigle HMPWG – Herbal Medicinal Product Working Group, comprend des représentants des autorités de santé des états membres, du parlement européen, de la commission, et de la Pharmacopée Européenne.

✦ L'objectif était de créer un forum d'échange afin d'ajuster les critères de qualité, de sécurité pré-clinique et d'efficacité clinique exigibles pour les médicaments à base de plantes. Afin de prendre en compte le fait que les plantes et leurs préparations constituent des mélanges chimiques complexes, la ligne directrice pré-existante « Quality of Herbal Remedies » a été entièrement revue et s'intitule désormais « Quality of Herbal Medicinal Products ». [32-33]
Des exigences en matière d'essais non cliniques ont également été proposées, sur la base d'une ligne directrice européenne relative aux principes actifs commercialisés depuis longtemps. Par ailleurs, une ligne directrice concernant les bonnes pratiques de culture et de récolte des matières premières végétales destinées à l'industrie pharmaceutique est en cours d'élaboration.[34] Les experts sont actuellement associés au projet de directive européenne harmonisant les dispositions législatives des médicaments de phytothérapie.

✦ Le rôle et l'utilisation de données scientifiques tel que les monographies préparées par l'ESCOP (European Scientific Cooperative on Phytotherapy) ou par l'OMS (Organisation Mondiale de la Santé) ont été discutés. En novembre 1999, l'HMPWG a décidé d'établir des RCP communs (core-SPC) afin d'établir des critères généraux pour l'évaluation des données bibliographiques concernant l'efficacité. Désormais, la Commission Européenne recommande aux autorités nationales ainsi qu'aux demandeurs d'AMM d'utiliser ces documents de référence.

✦ D'autres tâches diverses ont été confiées à ce groupe de travail :

- Apporter un conseil scientifique aux autorités européennes,

  (ex : Polémique concernant les interactions liées au millepertuis)

- Favoriser la reconnaissance mutuelle des AMM de phytothérapie,

  (7 produits ont bénéficié d'une telle procédure entre 1996 et 2002)

✦ En somme, les travaux de l'HMPWG sont appréciés par l'ensemble des personnes impliquées dans le développement et l'enregistrement des médicaments à base de plantes, et nombreux sont ceux qui espèrent de nouvelles lignes directrices en matière de qualité, d'efficacité et de sécurité adaptées à ces produits d'usage traditionnel.

❖ Tableau 6 - **Reconnaissance mutuelle des spécialités de phytothérapie en Europe**

Nom Commercial	Principe Actif	Année	Origine	Reconnaissance
MUCIVITAL®	Tégument d'Ispaghul	1996	Allemagne	Autriche, Belgique, Grèce, Italie, Portugal, Royaume-Uni
NOZOIL® Spray nasal	Huile de Sésame	1997	Suède	Finlande
MINOLEST®	Tégument d'Ispaghul + Gomme guar	1997	Danemark	Autriche, Belgique, Luxembourg, Suède
VALERIAN® Gélule	Racine de Valériane	1998	Royaume-Uni	Autriche, Grèce, Italie, Portugal
GAMMADERM® Crème	Huile d'Onagre	1999	Royaume-Uni	Allemagne, Irelande
CAPSICUM PAIN® Emplâtre	Extrait de Piment	2000	Allemagne	Autriche, Danemark, France, Finlande, Luxembourg
LUVASED®	Extrait de valériane	2002	Allemagne	Autriche, Irelande

II. Pharmacopée Européenne

✦ Outil de standardisation au service de la qualité des médicaments, la Pharmacopée européenne est née le 22 juillet 1964, de la volonté de 8 Etats de disposer de normes communes en matière d'évaluation des substances utilisées pour la fabrication des médicaments. Cette création, faite à Strasbourg sous l'égide du Conseil de l'Europe, permit d'associer la Suisse et la Grande-Bretagne aux représentants des pays signataires du Traité de Rome (Belgique, France, Allemagne, Italie, Luxembourg, Pays-Bas). A ce jour, cette organisation réunit 31 pays membres et les travaux se font désormais dans le cadre de la Direction Européenne de la Qualité du Médicament (DEQM). L'objectif principal est de participer à la protection de la santé publique en élaborant des spécifications communes pour les médicaments, garantissant ainsi la qualité pharmaceutique.

✦ Depuis sa création la pharmacopée européenne a consacré une partie de son activité à l'élaboration de monographies de drogues végétales. Près de 90 monographies figurent actuellement à la pharmacopée européenne, que la drogue soit constituée de la plante sèche ou qu'elle soit issue d'un quelconque procédé de transformation. 80 autres monographies sont en cours d'élaboration et 56 doivent être examinées prochainement. La plupart des pharmacopées nationales utilisent les mêmes méthodes que la pharmacopée européenne, ce qui rend aisé leur examen en vue de leur adoption.

✦ A partir du moment où une monographie paraît à la Pharmacopée Européenne, elle supplante toute monographie nationale. Cependant, quelques problèmes d'interprétation peuvent naître de la différence d'espèce décrite. Ainsi de manière européenne, *Solidago gigantea* dispose d'une monographie alors qu'en France c'est S*olidago virgaurea* (verge d'or) qui est couramment utilisé. A terme, cette nouvelle pharmacopée est destinée à devenir la seule référence en Europe, rendant ainsi peu à peu caduques les pharmacopées nationales. Son rôle d'harmonisation et d'unification des normes nationales est très important, c'est pourquoi de nombreux pays d'autres continents utilisent ses référentiels.[35]

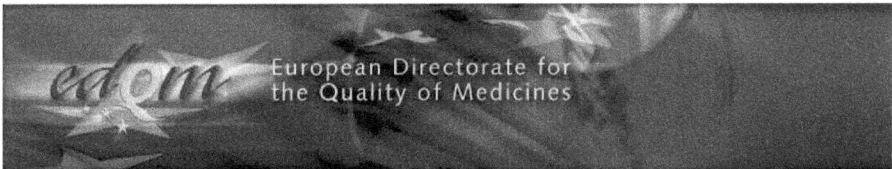

III. ESCOP

✦ De nombreuses associations européennes de phytothérapie ont tenté depuis 1989 de mettre en place un processus d'harmonisation à l'échelle européenne et se sont regroupées sous le sigle ESCOP (European Scientific Cooperative on Phytotherapy). Actuellement, l'ESCOP a publié une série d'une cinquantaine de monographies de drogues végétales, afin que ces drogues soient reconnues au niveau européen et puissent être à l'origine de la mise sur le marché de médicaments standardisés à l'échelle de l'Europe.

✦ Alors que les monographies des pharmacopées sont consacrées à l'identification et à la qualité des drogues végétales, les monographies de l'ESCOP, comme celles d'ailleurs élaborées par la Commission E, abordent d'autres rubriques : pharmacologie, aspects thérapeutiques selon la posologie d'administration, effets secondaires éventuels. L'ensemble est à l'usage des professionnels de santé, des industriels et des patients. Au-delà de la publication de monographies complétées par un grand nombre de références bibliographiques, le but est aussi de rédiger des spécifications résumées pour les différentes drogues, afin de permettre un dialogue avec l'EMEA. Pour être en phase avec les attentes de la Commission européenne, le format d'un Résumé des Caractéristiques du Produit a été choisi pour la rédaction de ces monographies (RCP = SCP Summary of Product Characteristics). Ces données qui constituent, pour chaque plante médicinale, une synthèse des données scientifiques les plus répandues, ne prétendent pas se substituer à un rapport d'expert.

✦ En résumé, les missions principales de l'ESCOP sont :
- de créer les conditions pour assurer une harmonisation au niveau de l'Europe,
- de développer l'évaluation scientifique des drogues,
- de favoriser des initiatives en matière de recherche expérimentale et clinique, et
- de promouvoir des médicaments d'excellente qualité ainsi que leur reconnaissance mutuelle par les pays européens.

✦ Son rôle premier aura aussi été de proposer une définition sans équivoque des médicaments à base de plantes. [10]

IV. OMS – Organisation Mondiale de la Santé

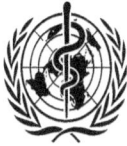

Organisation mondiale de la Santé

Genève

✦ Tenant compte du développement mondial de l'utilisation des plantes en thérapeutique, l'OMS a souhaité les intégrer au sein de son programme « Médecine Traditionnelle ». Afin de permettre à un grand nombre de pays d'élaborer des critères réglementaires et des procédures pour évaluer la qualité, l'efficacité et la sécurité des médicaments à base de plantes, l'OMS a proposé en 2002 à Genève un guide intitulé « General Guidelines for Methodologies on Research and Evaluation of Traditional Medicines »[36]. Ce guide fait suite à la ligne directrice « Guidelines for the assessment of herbal medicines »[37](30) dont la parution a été décidée lors du 6e congrès ICDRA (International Conference of Drug Regulatory Authorities) d'Ottawa en 1991. Cette ligne directrice prévoit la création d'un modèle de monographie de plantes médicinales couramment utilisées abordant les points suivants : définition, synonymes, description de la plante et de la drogue végétale, caractères macroscopiques et microscopiques, distribution géographique, tests généraux d'identification et de pureté, constituants chimiques importants, données de pharmacologie clinique, usages thérapeutiques, contre-indications, précautions d'emploi et éventuels effets indésirables.

✦ L'OMS élabore actuellement un ouvrage intitulé « WHO monographs on selected medicinal plants » dont le premier tome paru en 1999 regroupe 28 plantes[38]. Les deux prochains volumes aborderont respectivement 30 plantes d'Althaea à Melaleuca et 31 plantes d'Ammi à Ziziphus. L'objectif premier est d'offrir à certains pays qui n'en auraient pas les moyens, une liste de drogues végétales pouvant donner lieu à la préparation de médicaments de première intention. En principe, les plantes toxiques ainsi que celles sans intérêt majeur ont été exclues. Des critères comme la durée d'utilisation, les problèmes de santé observés ainsi que le nombre d'utilisateurs et de pays concernés sont pris en compte. L'évaluation des risques doit être documentée, les possibilités d'une mauvaise utilisation, d'abus ou de dépendance doivent être mentionnées. Le principe fondamental a été le suivant : l'utilisation empirique d'une plante en médecine traditionnelle constitue par essence une hypothèse de son innocuité, à moins que la recherche scientifique moderne ne vienne la contredire. Ceci signifie qu'en l'absence d'étude toxicologique détaillée, l'utilisation empirique peut servir de base à l'évaluation des risques éventuels.

Partie 5 :
LES ETATS-UNIS

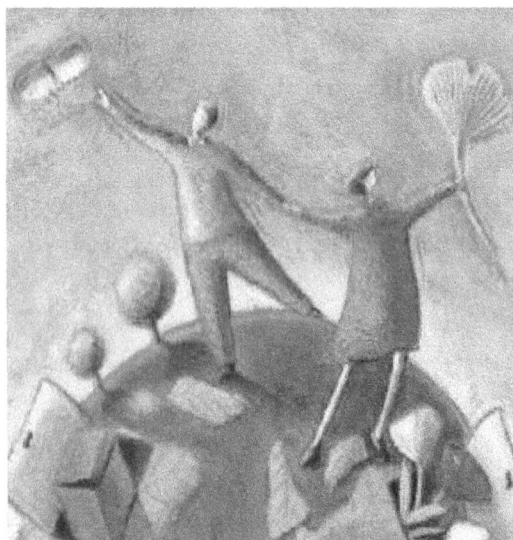

Partie 5 :
Les Etats-Unis

I. Aspects Réglementaires

1) Statuts

✦ Aux Etats-Unis, les produits à base de plantes peuvent être considérés selon leur utilisation comme :

- des aliments (fruits, légumes, tisanes, épices et aromates),
- des compléments alimentaires (dietary supplements),
- des médicaments,
- ou comme des cosmétiques.

✦ Les statuts de complément alimentaire et de médicament conseil (over the counter - OTC) sont les plus courants.

✦ <u>Statut du Complément alimentaire</u>

✦ Le statut de complément alimentaire représente actuellement celui qui est choisi majoritairement par les fabricants de produits à base de plantes, car aucune autorisation n'est nécessaire pour la mise sur le marché d'un nouveau produit. La définition du complément alimentaire est donné en section 3 du « Dietary Supplement Health and Education Act - DSHEA » qui amende la section 201 du « Federal Food, Drug and Cosmetic Act – FDCA ». Les compléments alimentaires sont tous les produits utilisés pour supplémenter l'alimentation qui contiennent des vitamines, des minéraux, des substances végétales, des acides aminés… Les tisanes peuvent être considérées soit comme des aliments soit comme des compléments alimentaires.

✦ Sont exclus de cette définition les constituants ayant été enregistrés comme nouveau principe actif, les produits issus de biotechnologie, les antibiotiques, les médicaments pour essais cliniques, l'homéopathie... Les compléments alimentaires ne peuvent être administrés qu'aux êtres humains, tout usage vétérinaire est proscrit.

✦ Les compléments alimentaires ne peuvent mentionner aucune indication quant au traitement, à la prévention, ou au diagnostic d'une maladie. Cependant le DSHEA autorise des allégations concernant le bien-être (well-being) ainsi que les allégations fonctionnelles sur les organes du corps humain.

✦ Ces produits peuvent associer entre eux plusieurs constituants de nature chimique différente ; les mélanges de plantes sont donc autorisés.

✦ Les ingrédients utilisés dans les compléments alimentaires commercialisés avant le 15 octobre 1994 sont considérés comme sûrs à moins que la FDA n'apporte la preuve du contraire. Pour les nouveaux aliments, il est nécessaire de réaliser des études préalables à la mise sur le marché d'un nouvel ingrédient et de les présenter au moins 75 jours avant la commercialisation du produit. La liste des produits végétaux reconnus comme sûrs (generally recognised as safe - GRAS) regroupe des huiles essentielles, des extraits, des épices et des aromates, ainsi que de nombreux arômes alimentaires.

✦ Statut des Médicaments OTC

✦ Un médicament ne peut être classé OTC que si ses constituants sont généralement reconnus comme sûrs et efficaces (generally recognised as safe and effective – GRASE). La sécurité d'emploi peut être établie sur la base d'études publiées, mais des études toxicologiques à court et long terme peuvent être exigées. La preuve de l'efficacité nécessite des études cliniques randomisées en double aveugle effectuées selon les bonnes pratiques cliniques.

✦ Depuis 1972, la FDA a établi des monographies de principe actif OTC établissant les posologies considérées comme sûres et efficaces. Seules six plantes sont actuellement inscrites sur cette liste tel que le cascara, le séné et le psyllium. Plus de 150 plantes ont été éliminées en raison du manque de preuves concernant l'efficacité et la sécurité. Pour les principes actifs végétaux n'appartenant pas à cette liste, une demande d'autorisation complète (new drug application – NDA) doit être soumise, comme pour un principe actif innovant. A l'heure actuelle, aucun laboratoire de phytothérapie n'a déposé une telle demande.

✦ Comme l'investissement financier pour un NDA est important, se pose le problème de la protection industrielle par un brevet. Or les produits à base de plantes sont considérés comme des produits issus de la nature, et par conséquent ne peuvent être brevetés. Sans la protection du brevet, les résultats des études réalisées pour un NDA sont publics, ce qui décourage l'investissement privé. Ceci explique pourquoi la plupart des produits sont mis sur le marché en temps que complément alimentaire, ne nécessitant aucun investissement en recherche et développement.

✦ On peut déplorer qu'il n'existe pas de législation spécifique pour les produits de phytothérapie d'usage bien établi ou traditionnel.

2) Application Administrative

+ Evolution Réglementaire

+ La FDA veille a faire respecter les prescriptions du Food, Drug and Cosmetic Act de 1938 et de ses amendements, lorsque les produits sont vendus dans plusieurs états aux USA. Les produits à base de plantes ayant des indications thérapeutiques doivent être enregistrés en tant que médicaments.

+ En 1992, l'association européano-américaine de phytothérapie a demandé l'inclusion parmi les monographies OTC de la valériane pour les troubles du sommeil et du gingembre pour les nausées. En réponse, la FDA a fait paraître le 3 octobre 1996 une notice proposant l'admissibilité de données étrangères ainsi que la reconnaissance de l'usage établi.

+ Le DSHEA de 1994 a créé une commission chargée d'évaluer comment présenter au consommateur des indications vraies, scientifiquement valides et non mensongères. En novembre 1997, le rapport d'activité de cette commission souligne que d'autres pays industrialisés autorisent la commercialisation de médicaments à base de plantes ayant des indications thérapeutiques, alors que les Etats-Unis n'autorisent les plantes qu'en tant que complément alimentaire ayant des indications fonctionnelles. Ce rapport indique également qu'il serait souhaitable que ces produits à base de plantes aient un statut de médicament OTC pour avoir des allégations médicales. La FDA a publié en août 2000 une proposition de directive intitulé «Botanical Drug Products» proposant l'aménagement des dispositions d'enregistrement pour les médicaments de phytothérapie. [39]

+ Exigences Administratives

+ Les compléments alimentaires doivent être fabriqués, conditionnés et stockés conformément aux bonnes pratiques de fabrication applicables aux denrées alimentaires. L'ensemble des constituants doit être précisément listé sur l'emballage et le produit ne doit pas être falsifié par d'autres constituants.

+ La FDA peut retirer du marché un complément alimentaire si elle démontre que le produit présente un risque significatif pour la santé lorsqu'il est utilisé aux doses recommandées par le fabricant. La FDA peut également s'opposer à la commercialisation d'un complément alimentaire si celui-ci ne respecte pas la législation concernant les allégations fonctionnelles publiée au Federal Register le 23 septembre 1997.

✦ Le fabricant doit informer la FDA des allégations fonctionnelles de son produit dans un délai de 30 jours suivant sa commercialisation. Ces allégations doivent être sincères, non mensongères et avoir une base scientifique. Le dossier du produit doit comporter au minimum les éléments suivants :

- copie de la lettre à la FDA déclarant les allégations fonctionnelles,
- liste des ingrédients,
- preuve des allégations fonctionnelles,
- preuve de sécurité d'emploi,
- bonnes pratiques de fabrications suivies,
- rapport d'expertise.

✦ L'article 485C du DSHEA prévoir la création d'un office des compléments alimentaires chargé de réaliser des études, de centraliser l'information scientifique disponible et de conseiller l'administration. En pratique, peu de moyens ont été accordés à cette agence et la FDA continue de réguler la marché des compléments alimentaires.

3) Indications

✦ <u>Allégations fonctionnelles</u>

✦ Le DSHEA restreint les allégations dont peuvent faire état les compléments alimentaires, à la description de l'effet d'un constituant sur la fonction physiologique d'un organe du corps humain. Ces allégations fonctionnelles ne doivent pas évoquer explicitement ou implicitement la prévention ou le traitement d'une maladie, et doivent être accompagnées de la mention : « Ces affirmations n'ont pas été évaluées par la Food and Drug Administration. Ce produit n'est pas destiné à diagnostiquer, prévenir ou traiter de manière symptomatique ou curative quelque maladie que ce soit. » Avant la promulgation du DSHEA, toute allégation fonctionnelle sur un produit le faisait entrer dans la catégorie des médicaments. Désormais, il faut distinguer les allégations fonctionnelles des allégations thérapeutiques. Les terminologies pouvant être employées sont définies par la FDA dans le Federal Register du 29 avril 1998.

✦ <u>Allégations Thérapeutiques</u>

✦ Le Nutrition Labeling and Education Act de 1990 établit une procédure pour l'évaluation des allégations thérapeutiques des aliments. Contrairement aux allégations fonctionnelles, ces allégations sont soumises à l'approbation de la FDA avant la commercialisation du produit. Le fabricant doit fournir une justification scientifique significative. Cette procédure a été modifiée en 1997 par le Food and Drug Administration Modernization Act. [26]

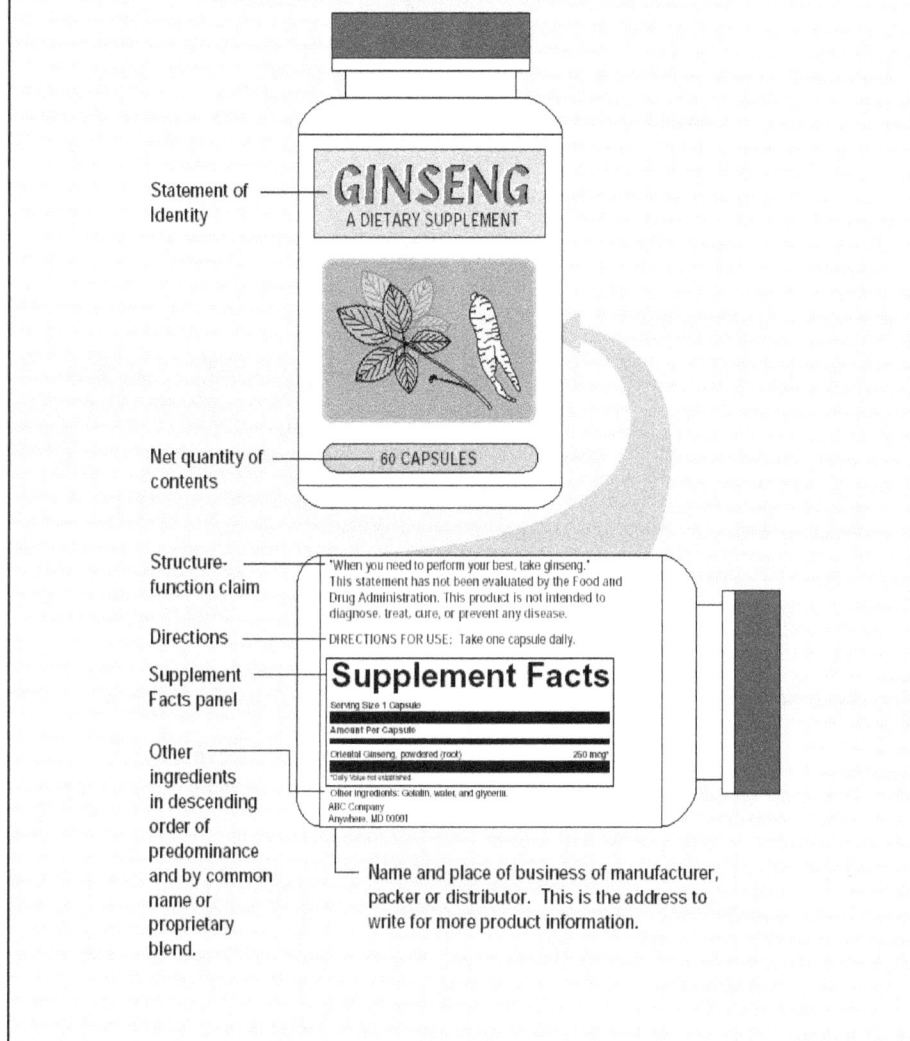

Anatomy of the New Requirements for Dietary Supplement Labels

(Effective March 1999)

Statement of Identity

GINSENG
A DIETARY SUPPLEMENT

Net quantity of contents — 60 CAPSULES

Structure-function claim — "When you need to perform your best, take ginseng." This statement has not been evaluated by the Food and Drug Administration. This product is not intended to diagnose, treat, cure, or prevent any disease.

Directions — DIRECTIONS FOR USE: Take one capsule daily.

Supplement Facts panel

Supplement Facts
Serving Size 1 Capsule

Amount Per Capsule

Oriental Ginseng, powdered (root)   250 mcg*

*Daily Value not established.

Other ingredients in descending order of predominance and by common name or proprietary blend. — Other ingredients: Gelatin, water, and glycerin. ABC Company Anywhere, MD 00001

Name and place of business of manufacturer, packer or distributor. This is the address to write for more product information.

◈ Figure 13 - Normes d'étiquetage des compléments alimentaires aux Etats-Unis

depuis mars 1999

II. Aspects Commerciaux

1) Distribution

✦ Les produits à base de plantes sont principalement en vente dans les magasins diététiques (Health Food Stores). Les produits les plus vendus sont également disponibles en pharmacie et en grandes et moyennes surfaces. De nombreux produits peuvent être achetés directement chez certains praticiens de santé ne faisant pas partie du système conventionnel. Il existe également dans certaines villes des magasins vendant exclusivement des produits à base de plantes, des plantes en vrac ainsi que les magazines et livres y ayant trait.

✦ De nombreux produits à base de plantes peuvent être vendus par correspondance. Certains de ces produits sont fabriqués aux Etats-Unis, d'autres sont des produits d'importation.

2) Commercialisation

✦ Aux États-Unis, les statistiques du gouvernement montrent que la moitié de la population adulte utilise des compléments alimentaires. La dérégulation introduite par le congrès en 1994 –DSHEA- a entraîné une explosion des ventes et de nombreux abus. Le volume total des ventes de produits à base de plantes était de 3,24 milliards de dollars aux Etats-Unis en 1997.

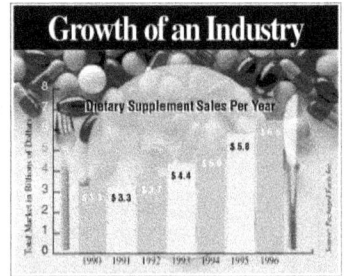

◈ Figure 14 - Ventes de compléments alimentaires *aux Etats-Unis entre 1990 et 1996*

✦ Une étude détaillée des habitudes de consommation sur les deux continents révèle que la phytothérapie européenne a influencé notablement les pratiques américaines. Parmi les 10 plantes les plus vendues aux Etats-Unis, six ont été popularisées grâce aux publications du vieux-continent, bien que ces plantes soient endémiques sur le continent nord-américain. Cette situation tient au climat réglementaire européen favorable qui a permis la mise sur le marché de spécialités d'usage traditionnel. Aux Etats-Unis, la FDA exige tellement de preuves d'efficacité, que les entreprises n'ont pas désiré investir dans des produits ne pouvant bénéficier de la protection d'un brevet. La plupart des produits à base de plantes ont donc un statut de complément alimentaire. [40]

◈ Tableau 7 - <u>Plantes les plus vendues aux Etats-Unis en 1997</u> [41]

1997	Nom Anglais	% Vente	Nom Latin	Nom Français	1996
1	Echinacea	11,93	*Echinacea spp.*	Echinacée	1
2	Garlic	8,52	*Allium sativum*	Ail	2
3	Ginkgo biloba	6,80	*Ginkgo biloba*	Ginkgo	4
4	Goldenseal	5,95	*Hydrastis canadensis*	Hydrastis	5
5	Saw Palmetto	4,87	*Serenoa repens*	Palmier de Floride	9
6	Aloe	4,76	*Aloe barbadensis*	Aloès	12
7	Ginseng	4,76	*Panax spp.*	Ginseng	3
8	Devil's claw	3,49	*Harpagophytum procumbens*	Griffe du diable	14
9	Astragalus	3,07	*Astragalus gummifer*	Gomme adragante	27
10	Cayenne	2,83	*Capsicum spp.*	Piment	11
11	Siberian ginseng	2,70	*Eleutherococcus senticosus*	Eleuthérocoque	7
12	Bilberry	2,61	*Vaccinium myrtillus*	Myrtille	23
13	Cranberry	2,47	*Vaccinium macrocarpon*	Canneberge	18
14	Milk thistle	2,13	*Silybum marianum*	Chardon marie	17
15	Grape seed extract	2,07	*Vitis vinifera*	Vigne rouge	15
16	Cascara	1,92	*Rhamnus purshiana*	Cascara	10
17	St John's wort	1,87	*Hypericum perforatum*	Millepertuis	Na
18	Valerian	1,73	*Valeriana officinalis*	Valeriane	13
19	Ginger	1,69	*Zingiber officinalis*	Gingembre	18
20	Feverfew	1,59	*Tanaceteum parthenium*	Grande Camomille	23

Partie 6 :
PERSPECTIVES
EUROPEENNES

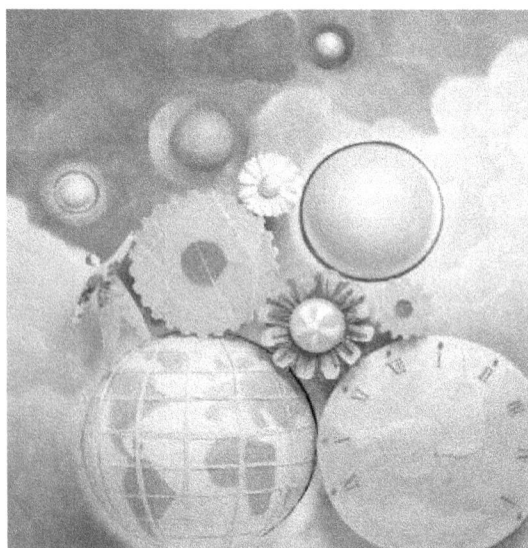

Partie 6 :
PERSPECTIVES
EUROPEENNES

I. MEDICAMENT

1) Contexte

✦ Consciente de la diversité des réglementations nationales en matière de phytothérapie, la commission européenne a proposé en janvier 2002, un projet de directive modifiant la directive 2001/83, en matière de médicaments traditionnels à base de plantes. Les objectifs essentiels de la législation pharmaceutique communautaire sont la protection de la santé publique et l'achèvement du marché unique des médicaments. À cet effet, la directive 2001/83/CE dispose qu'aucun médicament ne peut être mis sur le marché sans qu'une autorisation n'ait été préalablement délivrée par l'autorité compétente, sur la base de prescriptions harmonisées. En principe, les demandes d'autorisation de mise sur le marché doivent être accompagnées d'un dossier contenant des renseignements et des documents relatifs, aux essais physico-chimiques, microbiologiques, pharmacologiques et toxicologiques, ainsi qu'aux essais cliniques réalisés sur le produit, démontrant sa qualité, sa sécurité et son efficacité. Les renseignements relatifs à la sécurité et à l'efficacité peuvent ne pas être présentés, par exemple, lorsqu'il est démontré, au moyen d'une bibliographie scientifique détaillée, que le produit est d'un usage médical bien établi conformément à l'article 10 de la directive 2001/83/CE.

✦ Si ce cadre juridique convient à certains médicaments à base de plantes, pour de nombreux médicaments anciens, une littérature scientifique publiée suffisante n'est pas disponible, de sorte qu'un usage médical bien établi ne peut être démontré. S'ils sont théoriquement possibles, les nouveaux essais et épreuves constituent une charge financière pour les entreprises concernées, en majorité des petites et moyennes entreprises, et se font du reste inévitablement au détriment des animaux de laboratoires. Il est difficile de justifier ces pratiques lorsque l'usage traditionnel du médicament autorise des conclusions fiables quant à la sécurité et à l'efficacité. Par conséquent, la situation juridique très hétérogène des médicaments à base de plantes dans les États membres, produit des effets négatifs sur la protection de la santé publique et la libre circulation de ces marchandises en Europe.

✦ À plusieurs reprises, le Conseil et le Parlement européen ont examiné la situation particulière des médicaments à base de plantes. Dans ses résolutions du 20 décembre 1995, le Conseil a invité la Commission à examiner la situation de ces produits en étroite coopération avec les États membres. Dans sa résolution du 16 avril 1996, le Parlement européen a souligné l'usage croissant des médicaments à base de plantes et l'importance de ce secteur de l'industrie pharmaceutique pour l'emploi, en particulier dans les petites et moyennes entreprises. Il a explicitement souhaité des dispositions spécifiques applicables aux médicaments à base de plantes, afin d'assurer une protection optimale de la santé des citoyens européens, de faciliter la mise sur le marché de ces produits en Europe, et de garantir que les experts soient associés aux travaux.

✦ Pour des raisons de cohérence et de clarté réglementaire, ces dispositions spécifiques applicables aux médicaments traditionnels à base de plantes, seront insérées dans le nouveau code communautaire relatif aux médicaments à usage humain, contenu dans la directive 2001/83/CE. En raison de leurs caractéristiques particulières, les nouvelles dispositions ne s'appliquent pas aux médicaments homéopathiques.

✦ Dans ce contexte, la nouvelle directive prévoit une procédure spéciale d'enregistrement pour la mise sur le marché de certains médicaments traditionnels à base de plantes, sans exiger de renseignements concernant les essais de sécurité et d'efficacité. Toutefois, en ce qui concerne la fabrication et la qualité, les prescriptions applicables sont identiques aux autres médicaments. En vue de renforcer la protection de la santé publique, la directive prévoit un cadre juridique particulier pour les médicaments traditionnels à base de plantes et entend ainsi remédier aux disparités et aux incertitudes qui marquent la situation actuelle de ces produits dans les États membres.

2) Le projet de Directive

21 /Définitions :

✦ Afin de clairement délimiter le champ d'application et la législation applicable aux spécialités de phytothérapie, une définition de ces médicaments devrait être intégrée à l'article 1 de la directive 2001/83. On entend ainsi par :

- Substance végétale : L'ensemble des plantes, parties de plantes, algues, champignons, lichens, principalement entiers, en morceaux ou coupés, non traités, normalement séchés, parfois frais. Certaines sécrétions non traitées sont également considérées comme des substances végétales. Les substances végétales sont précisément définies par la partie de la plante utilisée et la dénomination botanique selon le système binomial (genre, espèce, variété et auteur).

- Préparations végétales : Les préparations obtenues par traitement de substances végétales, tels que l'extraction, la distillation, l'expression, le fractionnement, la purification, la concentration et la fermentation. Elles comprennent les substances végétales concassées ou pulvérisées, les teintures, les extraits, les huiles essentielles, les jus obtenus par pression et les sécrétions traitées.

- Médicament à base de plantes : tout médicament dont les composants sont une ou plusieurs substances ou préparations végétales ou une association d'une ou plusieurs substances ou préparations végétales.

✦ L'enregistrement au titre des nouvelles dispositions est subordonné à plusieurs conditions, définies à l'article 16 *bis*, qui assurent que l'enregistrement simplifié est réservé exclusivement aux médicaments traditionnels à base de plantes :

- les indications doivent correspondre à l'usage traditionnel des substances végétales,
- l'utilisation peut se faire sans l'intervention du médecin,
- l'administration se fait par voie orale, par voie externe et/ ou par inhalation,
- l'usage trentenaire est établi,
- l'innocuité est démontrée,
- l'efficacité est plausible du fait de l'ancienneté de l'usage et de l'expérience.

22 / Principes

✦ Bien entendu, la législation pharmaceutique en vigueur s'applique à la nouvelle procédure d'enregistrement. Ces différents points sont rappelés à l'article 16 *octies,* à savoir :

- le droit de chaque État membre d'appliquer la législation nationale relative à la vente, à la fourniture et à l'utilisation de ces médicaments,
- l'obligation de faire établir par des experts les documents et renseignements requis,
- l'examen du dossier présenté par les autorités nationales compétentes,
- la vérification des fabricants et des importateurs de médicaments en provenance de pays tiers,
- l'obligation pour le titulaire de l'AMM de tenir compte des progrès scientifiques et techniques,
- la durée de validité de cinq ans de l'autorisation de mise sur le marché,
- la responsabilité civile et pénale du fabricant et du titulaire de l'autorisation de mise sur le marché,
- les dispositions générales en matière de fabrication et d'importation,
- les dispositions en matière de pharmacovigilance,
- l'obligation des États membres d'assurer des inspections répétées,
- l'obligation de justifier de l'exécution des contrôles,
- la directive 91/356/CEE établissant les principes et lignes directrices de bonnes pratiques de fabrication…

23 / Plantes et Indications

✦ En vue de simplifier davantage la demande pour certains médicaments traditionnels à base de plantes, il sera établi une liste des substances végétales répondant aux conditions de la procédure d'enregistrement. Cette liste, expressément prévue par l'article 16 *septies*, mentionne pour chaque substance, l'indication thérapeutique, le dosage spécifié, la voie d'administration et toute autre information pertinente quant à la sécurité. Si une demande d'enregistrement de l'usage traditionnel concerne une substance végétale inscrite sur cette liste, le demandeur, au lieu de fournir les documents requis, peut se référer au contenu de la liste. Néanmoins, même dans ce cas, l'ensemble des prescriptions normales relatives à la qualité du produit s'appliquent.

✦ Afin que les experts en matière de médicaments à base de plantes soient pleinement associés aux travaux, il est institué un nouveau comité des médicaments à base de plantes relevant de l'Agence européenne pour l'évaluation des médicaments - EMEA. Ce comité est chargé des questions scientifiques relatives aux médicaments à base de plantes et aux substances végétales. Chaque état-membre nomme un représentant, compte tenu de ses qualifications et de son expérience, pour un mandat renouvelable de 3 ans. (Article 16 *Nonies*)

✦ L'une des principales fonctions du nouveau comité est d'établir les monographies communautaires de plantes médicinales. Ces monographies doivent donner des informations utiles sur les médicaments à base de plantes, telles que leur définition, leurs composants, leurs caractéristiques cliniques, leurs propriétés pharmacologiques et leurs références bibliographiques. Elles sont pertinentes pour l'évaluation d'une demande d'autorisation de mise sur le marché sur la base de l'usage médical bien établi. En vue d'harmoniser progressivement la situation des médicaments à base de plantes en Europe, les monographies adoptées serviront de base aux demandes d'enregistrement au titre des nouvelles dispositions. En outre, lorsqu'une nouvelle monographie est adoptée, le titulaire de l'enregistrement est tenu de présenter une modification du dossier d'enregistrement afin de se mettre en conformité avec celle-ci.

24 /Constitution du Dossier[42]

✦ <u>Renseignements à fournir</u>

✦ En principe, le demandeur d'un enregistrement au titre des nouvelles dispositions est tenu de fournir les mêmes renseignements que pour tout autre médicament, à savoir les renseignements et documents suivants :

- raison sociale et domicile du demandeur et, le cas échéant, du fabricant,
- dénomination du médicament,
- composition qualitative et quantitative,
- description du mode de fabrication,
- indications thérapeutiques, contre-indications et effets indésirables,
- posologie, forme pharmaceutique, mode et voie d'administration, durée présumée de stabilité,
- description des méthodes de contrôle utilisées par le fabricant,
- résultat des essais physico-chimiques et microbiologiques,
- résumé des caractéristiques du produit, maquettes de l'emballage extérieur et de la notice,
- document duquel il ressort que le fabricant est autorisé dans son pays à produire des médicaments,
- copie de toute autorisation de mise sur le marché obtenue pour le médicament dans un autre état membre.

✦ L'article 16 *quater* prévoit qu'en lieu et place des résultats des essais toxicologiques, pharmacologiques et cliniques, le demandeur peut fournir :

- des éléments bibliographiques ou des rapports d'expert desquels il ressort que le médicament ou un médicament équivalent, est d'un usage médical trentenaire dans la Communauté avant la date de la demande, ou
- une étude bibliographique des données de sécurité accompagnée d'un rapport d'expert, ainsi qu'en cas de demande motivée de l'autorité compétente, les données nécessaires à l'évaluation de la sécurité du médicament.

✦ Mentions Particulières

✦ En principe, les dispositions générales en matière d'étiquetage et de notice (articles 54 à 65 de la directive 2001/83/CE) ainsi qu'en matière de publicité (articles 86 à 99 de la directive 2001/83/CE) sont applicables. Il convient néanmoins que le grand public et, en particulier, les patients soient pleinement informés des caractéristiques particulières des médicaments traditionnels à base de plantes enregistrés au titre de la présente directive. C'est pourquoi l'article 16 *octies* prévoit, entre autres, la mention obligatoire suivante, sur l'étiquetage, la notice et toute publicité : « Ce produit est un médicament traditionnel à base de plantes dont l'efficacité n'a pas été cliniquement démontrée. »

✦ Reconnaissance mutuelle

✦ Compte tenu de la situation hétérogène des médicaments à base de plantes dans les États membres, que les nouvelles dispositions ne sauraient harmoniser intégralement dans l'immédiat, la procédure de reconnaissance mutuelle ne peut pas être appliquée aux enregistrements de médicaments traditionnels à base de plantes. Cependant, les nouvelles dispositions, et notamment les articles 16 *quater* et *quinquies*, obligent chaque État membre à tenir dûment compte des autorisations ou des enregistrements déjà délivrés. Dans l'interprétation de cette obligation, il y a lieu de tenir compte également de l'état d'avancement de l'harmonisation du secteur des médicaments traditionnels à base de plantes, en particulier de l'adoption éventuelle de monographies communes préparées par le comité « phytothérapie » de l'EMEA.

3) Conséquences

✦ Impact sur les entreprises

✦ La plupart des entreprises concernées par le projet de directive appartiennent au secteur pharmaceutique. La présente proposition aura également un impact sur certaines entreprises de l'industrie alimentaire, puisqu'elle vise à permettre la commercialisation comme médicaments de produits jusqu'à maintenant sans statut défini.

✦ Hormis quelques opérateurs multinationaux qui commercialisent des médicaments à base de plantes, l'immense majorité des entreprises communautaires dans ce secteur sont des petites et moyennes entreprises. Selon diverses sources, la France et l'Allemagne contrôlent plus de 50% du marché de l'Union européenne.

✦ Effets Industriels

✦ Dans la Communauté, l'impact pour les grandes industries pharmaceutiques devrait être faible, puisqu'elles fabriquent en principe tous leurs produits selon les normes pharmaceutiques et disposent d'autorisations de mise sur le marché. Pour les petites et moyennes entreprises fabriquant des médicaments, l'impact doit être généralement considéré comme positif, même si un certain impact par rapport aux redevances et frais de gestion sera non négligeable. Cependant, la proposition ne vise pas à accroître les exigences technico-réglementaires qui existent actuellement, mais vise au contraire à organiser un régime dérogatoire afin de permettre l'accès au marché d'une large catégorie de médicaments pour lesquels certaines exigences actuelles n'existeront plus.

✦ En ce qui concerne les petites et moyennes entreprises, qui pour l'instant ne commercialisent pas ces produits comme médicaments, elles devront investir dans le matériel et le personnel nécessaires pour la fabrication et le contrôle, afin que les produits soient conformes aux normes de qualité et de sécurité. Ceci n'exclut pas certaines opérations de fusion ou de reconversion économique.

✦ Dans tous les cas il y a lieu cependant de remarquer que les conditions pour commercialiser ces médicaments à base de plantes seront désormais identiques dans les quinze Etats membres et permettront donc un accès plus facile à des marchés non nationaux, contrairement à ce qui est actuellement le cas. La mise en œuvre de la directive permettra d'arrêter des normes communautaires applicables aux médicaments traditionnels à base de plantes, qui pourront ainsi conserver leur statut de médicament dans leur pays d'origine et l'acquérir dans les autres Etats membres. Cette harmonisation permettra d'obtenir un décloisonnement du marché actuel dans ce secteur. Compte tenu de l'attrait croissant de cette catégorie de médicaments dans la plupart des pays de l'Union, on ne devrait pas manquer d'assister à un effet globalement positif, sur la performance économique des fabricants de médicaments traditionnels à base de plantes.

✦ Impact Economique

✦ Seule une catégorie limitée d'entreprises devra réaliser certains investissements pour s'adapter au cadre réglementaire pharmaceutique. Pour ces dernières l'effet de la directive sera sans doute positif sur l'emploi. Comme mentionné précédemment, pour les entreprises appartenant déjà au secteur pharmaceutique, l'accès à un marché plus large selon des conditions harmonisées, devrait accroître leur potentiel de vente et leur compétitivité, amenant également un effet positif pour l'emploi.

✦ En ce qui concerne les grandes industries pharmaceutiques, les investissements dans ce secteur devraient progresser parallèlement à la commercialisation accrue de ces médicaments. L'impact financier devrait être faible puisque ces industries appliquent d'ores et déjà les normes de fabrication pharmaceutique.

✦ Il est difficile de prévoir l'évolution de la compétitivité des entreprises liée à l'adoption de la directive, compte tenu du caractère hétérogène de ces dernières. L'accroissement du marché potentiel (de national à communautaire), la modification des exigences réglementaires, une meilleure information du public et une plus grande confiance dans la sécurité de ces produits, devraient permettre d'accroître d'une manière globale la compétitivité de ce secteur d'activité, et de contrebalancer les investissements nécessaires dans certaines entreprises.

II. COMPLEMENT ALIMENTAIRE

1) Contexte

✦ Un nombre croissant de produits sont placés sur le marché de l'Union sous la forme de compléments alimentaires. Ces aliments constituent une source concentrée de nutriments et sont conçus pour compléter l'apport d'un régime alimentaire normal. Ces produits sont régis dans les États membres par des règles nationales diverses susceptibles d'entraver leur libre circulation et de créer des conditions de concurrence inégales. C'est pourquoi l'union européenne a décidé d'adopter des règles communautaires spécifiques applicables à ces produits, afin de garantir un niveau élevé de protection des consommateurs.

✦ Un régime alimentaire adapté et varié pourrait, dans des circonstances normales, apporter à un être humain tous les nutriments nécessaires à son bon développement et à son maintien dans un bon état de santé. Des enquêtes montrent cependant que cette situation idéale n'est pas une réalité pour tous les nutriments, ni pour tous les groupes de population dans la Communauté. En raison d'un mode de vie particulier ou pour d'autres motifs, les consommateurs peuvent souhaiter compléter leur apport en certains nutriments par des compléments alimentaires.

2) La directive 2002/46/CE

✦ La directive 2002/46/CE[43] du parlement européen du 10 juin 2002 relative au rapprochement des législations des États membres, concernant les compléments alimentaires est le fruit d'une réflexion entamée quelques années auparavant. Cette directive a été publiée au Journal officiel des Communautés européennes le 12 juillet 2002. (Article L 183/51)

✦ <u>Définition – Article 1</u>

✦ On entend par compléments alimentaires : « les denrées alimentaires dont le but est de compléter le régime alimentaire normal et qui constituent une source concentrée de nutriments ou d'autres substances ayant un effet nutritionnel ou physiologique seuls ou combinés, commercialisés sous forme de doses, à savoir les formes de présentation telles que les gélules, les pastilles, les comprimés, les pilules et autres formes similaires, ainsi que les sachets de poudre, les ampoules de liquide, les flacons munis d'un compte-gouttes et les autres formes analogues de préparations liquides ou en poudre, destinées à être prises en unités mesurées de faible quantité » .

✦ Composition – Article 4

✦ Il existe une grande variété de nutriments et d'autres ingrédients susceptibles d'entrer dans la composition des compléments alimentaires, et notamment, mais pas exclusivement, des vitamines, des minéraux, des acides aminés, des acides gras essentiels, des fibres, divers plantes et extraits végétaux.

✦ Il importe que seuls les vitamines et les minéraux qui sont normalement présents dans le régime alimentaire et consommés dans ce cadre puissent entrer dans la composition des compléments alimentaires, sans que l'on puisse en déduire que leur présence y soit pour autant indispensable. Pour éviter toute controverse éventuelle sur l'identité de ces nutriments, il est établi une liste positive de ces vitamines et minéraux, publiée en annexe de la présente directive. Ces listes seront réactualisées périodiquement afin de suivre l'évolution des sciences et des technologies.

✦ Une vaste gamme de vitamines et de substances minérales entrant dans la composition des compléments alimentaires n'a pas encore été évalué par le comité scientifique de l'alimentation humaine, et ne figure donc pas encore dans les listes positives. Ces substances doivent être soumises d'urgence à l'autorité européenne de sécurité des aliments.

✦ Dosage – Article 5

✦ Les apports en quantités excessives de vitamines et de minéraux peuvent avoir des effets néfastes pour la santé. Ce risque justifie la fixation, selon le cas, de limites maximales de sécurité pour ces substances dans les compléments alimentaires. Ces limites doivent garantir que l'utilisation normale des produits, selon les instructions fournies par le fabricant, est sans danger pour le consommateur. Il importe que les vitamines et les minéraux qui sont déclarés sur l'étiquetage des compléments alimentaires soient présents dans le produit en quantités significatives. Il est donc prévu d'adopter des valeurs spécifiques correspondant aux teneurs maximales et minimales des vitamines et minéraux présents.

✦ <u>Etiquetage – Articles 6 à 9</u>

✦ L'étiquetage des compléments alimentaires, leur présentation et la publicité qui en est faite, ne doivent attribuer à ces produits des propriétés de prévention, de traitement ou de guérison d'une maladie humaine, ni les évoquer.

✦ Les produits doivent porter obligatoirement les mentions suivantes:

- le nom des nutriments ou substances entrant dans la composition du produit ,
- la portion journalière de produit dont la consommation est recommandée,
- un avertissement contre le dépassement de la dose journalière indiquée,
- une déclaration visant à éviter que les compléments alimentaires ne soient utilisés comme substituts d'un régime alimentaire varié,
- un avertissement indiquant que les produits doivent être tenus hors de la portée des jeunes enfants.

3) Conséquences

✦ Cette directive a pour mérite de donner une existence légale aux compléments alimentaires dans tous les pays de l'union européenne.

✦ Cependant, le problème des allégations fonctionnelles que peuvent revendiquer ces produits n'est que partiellement résolu. Bien que les indications thérapeutiques soient clairement interdites, la directive définit paradoxalement le complément alimentaire par son « effet nutritionnel ou physiologique ». Comment définir dès lors la frontière avec le médicament, sachant que la directive 2001/83/CE prévoit que «toute substance ou composition pouvant être administrée à l'homme (…) en vue de restaurer, corriger ou modifier des fonctions physiologiques (…) est considérée comme médicament » . (Titre 1 – Article Premier)

✦ Le problème des plantes pouvant entrer dans la composition des compléments alimentaires reste entier. Actuellement, aucune plante ne figure sur la liste publiée à l'annexe de la présente directive. Cependant, en l'absence d'avis négatif du comité scientifique de l'alimentation humaine, et lorsque l'utilisation d'un végétal est constatée dans un état membre, cet état peut autoriser la vente du produit sur son territoire. (Article 4 – Paragraphe 6)

CONCLUSION

✦ A l'issue de ce travail, il est possible d'apporter des réponses aux questions suivantes, ayant comme point commun l'usage des plantes médicinales :

- Quelles sont les particularités des médicaments en contenant ?
- Ces plantes font-elles parties du monopole pharmaceutique ?
- Quelle est la situation dans les autres pays développés ?
- Vers quelle réglementation nous acheminons-nous ?

Spécificités du médicament à base de plantes

✦ L'emploi des plantes en thérapeutique s'est développé de manière concomitante dans plusieurs états européens, créant ainsi une mosaïque de statuts juridiques hétéroclites. Bien que le recours à ces traitements traditionnels suscite de nos jours l'engouement du grand-public, nombreux sont les professionnels de santé qui considèrent encore ces produits de manière sceptique.

✦ D'un point de vue pharmaceutique, ce sont des mélanges complexes, dont les principes actifs ne sont pas toujours identifiés. Ainsi la seule manière de maîtriser la qualité pharmaceutique, est d'assurer une traçabilité complète depuis la culture de la plante jusqu'à la fabrication du produit fini.

✦ En ce qui concerne leur efficacité clinique, celle-ci repose non seulement sur l'usage traditionnel, et l'expérience accumulée au cours des siècles, mais également sur des données issues de la littérature scientifique. Cependant peu d'études cliniques ou pharmacologiques de grande ampleur sont actuellement disponibles. C'est pour ces raisons que ces produits ont le statut de « médicament-conseil » et qu'ils sont utilisés dans le traitement de pathologies mineures.

✦ On peut distinguer actuellement deux conceptions dans l'utilisation des plantes médicinales. D'un côté l'univers du médicament qui permet de certifier la qualité du produit fini et de revendiquer des indications thérapeutiques ; de l'autre celui du complément alimentaire, dont les subtilités du langage, les périphrases pour éviter de désigner un état pathologique, marquent clairement une finalité qui se veut thérapeutique.

✦ On peut dès lors se demander si la classification dans l'une ou l'autre de ces catégories se fera en fonction de l'actif employé ou en fonction de l'indication présentée. A observer la liste positive des ingrédients définie pour les compléments alimentaires par la nouvelle directive européenne, c'est ce que l'on pourrait penser de prime abord. Cependant, la définition du médicament ne se fait pas selon une liste d'actif, que nul ne saurait établir, car en constante évolution, mais bien par son action pharmacologique.

✦ C'est dans ce contexte en pleine mutation que se joue l'avenir de la phytothérapie occidentale. Certains pays, tels le Royaume-Uni et la Belgique ont décidé de réserver un petit nombre de plantes à un usage exclusivement pharmaceutique, en raison de leur toxicité potentielle. En France, alors que les plantes médicinales sont inscrites à la Pharmacopée et donc théoriquement réservées à un usage pharmaceutique, de nombreux produits en contenant sont commercialisés dans les grandes surfaces … Des statuts juridiques divers, parfois même non définis, permettent ainsi à certains produits à base de plantes d'échapper à des obligations minimales de contrôle de qualité.

✦ La commission européenne réservera-t-elle aux pharmaciens, la « quintescence » naguère découverte par Paracelse ? Seul l'avenir nous le dira !

✦ L'essentiel du marché européen est représenté par deux pays : La France et l'Allemagne. Ces terres de tradition phytothérapique vivace, se sont dotés d'une réglementation particulièrement élaborée. En France, c'est en 1986 que le Ministère de la Santé reconnaît officiellement la phytothérapie comme médecine à part entière. Quelques années plus tard parait la première version d'un avis aux fabricants qui détaille les modalités d'enregistrements de ces spécialités.

✦ En Allemagne, c'est en 1979 qu'est mise en place la commission E afin d'établir des monographies de plantes, qui peuvent servir de base à l'enregistrement de ces médicaments d'usage bien établi. Aujourd'hui, ce sont plus de 1000 formules traditionnelles qui sont inscrites dans le code du médicament allemand.

✦ Dans le reste de l'Europe, la plupart des états membres ont défini la possibilité d'obtenir une autorisation de mise sur le marché sur la base de renseignements bibliographiques, conformément à la directive européenne 2001/83. Cependant, cette procédure est peu utilisée par les industriels du secteur.

✦ En matière de distribution, différents circuits co-existent parfois avec l'officine : drugsotre outre-manche, droguerien outre-rhin ! Bien qu'il existe des spécificités nationales, on retrouve d'Helsinki à Athènes, un certain nombre de plantes utilisées dans des indications voisines.

✦ Alors que la plupart des produits à base de plantes en Europe sont des médicaments, il en va tout autrement outre-atlantique. Par le DSHEA de 1994, les Etats-Unis, autorisent des produits relevant du domaine alimentaire à avoir des indications thérapeutiques. Seuls quelques produits ont optés pour le statut de médicament OTC.

✦ Cette diversité de statuts, nuit à la libre circulation des marchandises au sein du marché commun. A l'heure actuelle, de la mondialisation et des échanges intercontinentaux, il peut sembler saugrenu qu'un produit ne puisse franchir une frontière au sein de l'Europe. Partant de ce constat, s'est posée la nécessité d'engager une réflexion pour développer un cadre harmonisé.

Harmonisation

✦ Entamer une réflexion au-delà de l'étude systématique des situations nationales est un travail passionnant. La nouvelle directive est le fruit d'un travail concerté avec les autorités de tutelle et les représentants industriels du secteur. Elle a pour mérite de donner une existence légale en Europe au médicament à base de plantes. On peut noter certaines avancées conceptuelles, comme la création d'un enregistrement spécifique à cette catégorie de médicaments. Dans un futur proche, l'adoption de monographies communautaires permettra d'homogénéiser les indications reconnues pour chaque plante et ainsi de parachever le marché unique du médicament, de l'homéopathie aux radiopharmaceutiques en passant bien entendu par la phytothérapie !

✦ On peut cependant regretter que certains points ne soient pas abordés : par exemple, la possibilité d'associer plusieurs plantes entre elles ou avec des entités chimiquement définies. De même, certaines mises en gardes telles celles accompagnant les laxatifs en France ne sont pas prévues. On peut également regretter qu'il n'y ait pas de spécifications en matière de dosage.

Le mot de la fin

✦ L'usage traditionnel a conduit de nombreux pays à élaborer des réglementations nationales tendant vers le même but : assurer la qualité du produit et la protection de la santé publique. La pharmacie a été l'instrument de cette qualité, mais d'autres secteurs émergents ont des vues sur ce domaine.

✦ Une nouvelle question se pose à présent : Quel place l'Europe du phytomédicament réservera-t-elle à la qualité pharmaceutique ?

ANNEXES

PRINCIPALES AGENCES du MEDICAMENT

Allemagne

BAM - Bundesinstitut für Arzneimittel und Medizinprodukte
Kurt-Georg-Kiesinger-Allee 3 - 53175 Bonn
Tel : + 49 (0)228 207 30
www.bfarm.de
Informations en ligne sur la phytothérapie en anglais

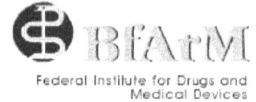

Belgique

Inspection Générale de la Pharmacie
Amazone – Boulevard Bischoffsheim 33 – 1000 Bruxelles
Tel : 2275 500
www.afigp.fgov.be
Pas d'informations en ligne sur la phytothérapie

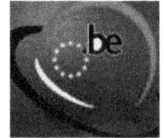

Danemark

Danish Medicines Agency
Frederikssundsvej 378 · DK-2700 Brønshøj ·
Tel: +45 44 88 91 11
www.laegemiddelstyrelsen.dk
Quelques informations en ligne sur la phytothérapie

Espagne

Agencia Española del Medicamento
Calle Huertas 75 28014 Madrid
Tel : +34 91-5964061
www.msc.es/agemed/
Informations en ligne sur la phytothérapie

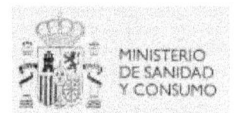

Etats-Unis

FDA - Food and Drug Administration
U.S. Department of Health and Human Services
CDER - Center for Drug Evaluation and Research
5600 Fishers Lane, Rockville, MD 20857, (Tel) 301-827-4573
www.fda.gov

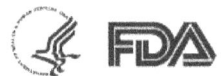

EMEA – The European Agency for the Evaluation of
Medicines
7 Westferry Circus, Canary Warf – LONDON E14 4HB
Tel : + 44 171.418.84100
www.emea.eu.int
Compte rendu du groupe <Herbal Medicinal Product > en ligne

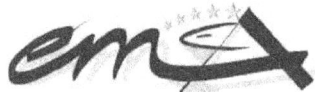

Finlande

National Agency for Medicines
Mannerheimintie 166 - P.O.Box 55 - FIN-00301 Helsinki
Tel : + 358 9 473 341
www.nam.fi
Informations en ligne sur la phytothérapie en anglais

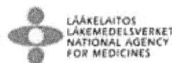

France

AFSSAPS - Agence Française de Sécurité Sanitaire des Produits de Santé
143, boulevard Anatole France - 93285 Saint-Denis Cedex
Tel: 01.55.87.30.00
http://agmed.sante.gouv.fr
Pas d'information en ligne sur la phytothérapie

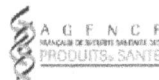

Irlande

IMB – Irish Medicines Board
Earlsfort Terrace - Dublin 2.
Tel : + 353 1 6764971
www.imb.ie
Pas d'information en ligne sur la phytothérapie (groupe d'experts)

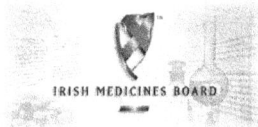

Italie

Ministero della Salute
Piazzale dell'Industria, 20 - 00144 Roma
Tel : 06/5994 2327
www.sanita.it/farmaci/
Pas d'information en ligne sur la phytothérapie

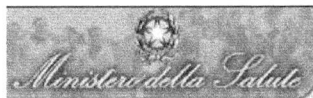

Norvège

Norwegian Medicines Agency
Sven Oftedalsvei 6 - NO-0950 OSLO
Tel : +47 22 89 77 00

Statens legemiddelverk
Norwegian Medicines Agency

www.legemiddelverket.no
Informations en ligne sur la phytothérapie en norvégien

CBG - College ter Beoordeling van Geneesmiddelen
Kalvermarkt 53 - 2511CB The Hague
Tel : +31 70 356 74 00
www.cbg-meb.nl
Pas d'information en ligne sur la phytothérapie (liste des produits)

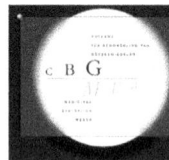

INFARMED – Instituto Nacional da Farmacia e do Medicamento
Parque de Saúde de Lisboa - Avenida do Brasil, 531749-004 Lisboa
Tel : 21 798 7100
www.infarmed.pt
Pas d'information en ligne sur la phytothérapie

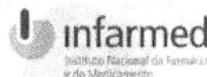

MCA - Medicines Control Agency
Market Towers - 1 Nine Elms Lane - London SW8 5NQ
Tel : + 44 (0)20-7273 0000
www.mca.gov.uk
Informations en ligne sur la phytothérapie en anglais

Medical Products Agency
Husargatan 8, Uppsala Box 26 -S-751 03 Uppsala
Tel : + 46 18 17 46 00
www3.mpa.se
Guideline complète en ligne sur la phytothérapie en anglais

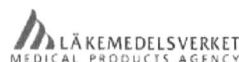

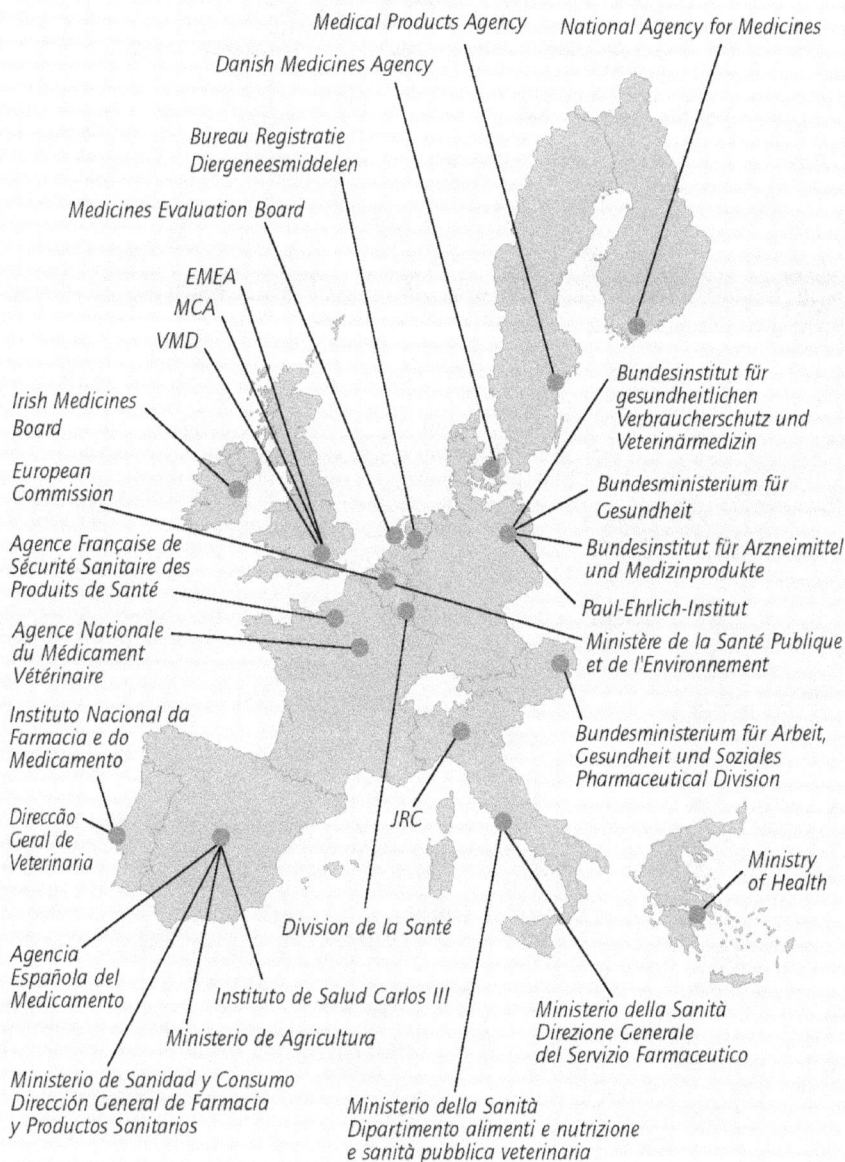

Medical Products Agency   National Agency for Medicines

Danish Medicines Agency

Bureau Registratie
Diergeneesmiddelen

Medicines Evaluation Board

EMEA
MCA
VMD

Irish Medicines
Board

European
Commission

Agence Française de
Sécurité Sanitaire des
Produits de Santé

Agence Nationale
du Médicament
Vétérinaire

Instituto Nacional da
Farmacia e do
Medicamento

Direcção
Geral de
Veterinaria

Agencia
Española del
Medicamento

Ministerio de Sanidad y Consumo
Dirección General de Farmacia
y Productos Sanitarios

Instituto de Salud Carlos III

Ministerio de Agricultura

Division de la Santé

JRC

Bundesinstitut für
gesundheitlichen
Verbraucherschutz und
Veterinärmedizin

Bundesministerium für
Gesundheit

Bundesinstitut für Arzneimittel
und Medizinprodukte

Paul-Ehrlich-Institut

Ministère de la Santé Publique
et de l'Environnement

Bundesministerium für Arbeit,
Gesundheit und Soziales
Pharmaceutical Division

Ministry
of Health

Ministerio della Sanità
Direzione Generale
del Servizio Farmaceutico

Ministerio della Sanità
Dipartimento alimenti e nutrizione
e sanità pubblica veterinaria

◈ Figure 15 – Principales Agences du Médicament eu Europe [44]

VOCABLE

✦ Traductions et Synonymes de « Médicaments à base de plantes » dans les principales langues employées dans l'Union Européenne.

Langue	Traduction
Allemand	Pflanzliches Arzneimittel
Anglais	Herbal Medicinal Product
	Herbal Preparations
	Botanicals (US)
	Herbal Remedies
Danois	Naturlægemidler
	Plantelægemidler
Espagnol	Medicamento a base de plantas
	Medicamentos de las plantas medicinales
	Producto fitotraditional
Finois	Rohdosvalmiste
	Käsvirohdoslääke
Français	Médicament de phytothérapie
	Médicaments à base de plantes
Grec	Φυτικα φαρμακευτικα προιοντα
Hollandais	Kruidengeneesmiddel (NL)
	Plantaardige medicinale producten (B)
Italien	Fitoterapici
	Medicinali a base di piante
Portugais	Produto medicinal à base de plantas
	Medicamento à base de plantas
Suédois	Naturmedel (également utilise en Finlande)
	Naturläkemedel
	Växtbaserade Läkemedel

ABREVIATIONS

Abréviation	Origine	Descriptif / Traduction
AFSSAPS	France	Agence Française de Sécurité Sanitaire des Produits de Santé
AMG	Allemagne	Arznei Mittel Gesetze = Code du médicament
AMM	France	Autorisation de mise sur le marché
BfArM	Allemagne	Bundesinstitut für Arzneimittel und Medizinprodukte = Agence du Médicament
BGA	Allemagne	BundesGesundheitAmt = Ministère de la Santé
BPF	France	Bonnes Pratiques de Fabrication
CDER	Etats-Unis	Center for Drug Evaluation and Research = Centre pour l'évaluation du médicament et de la recherche
CSP	France	Code de la Santé Publique
CSHPF	France	Conseil Supérieur d'Hygiène Publique de France
DAB	Allemagne	Deutsches Arzneibuch = Pharmacopée Allemande
DSHEA	Etats-Unis	Dietary Supplement Health and Education Act = Code des Compléments Alimentaires
EDQM - DEQM	Europe	European Directorate for the Quality of Medicines = Direction Européenne de la Qualité du Médicament
EMEA	Europe	European Agency for the Evaluation of Medicines = Agence Européenne d'Evaluation des Médicaments
ESCOP	Europe	European Scientific Cooperative on Phytotherapy = Coopération Scientifique Européenne pour la Phytothérapie
FDA	Etats-Unis	Food and Drug Administration = Agence des Aliments et des Médicaments
FDCA	Etats-Unis	Federal Food, Drug and Cosmetic Act = Code des aliments, des médicaments et des cosmétiques
FR	Etats-Unis	Federal Register = Registre Fédéral
GMP	International	Good Manufacturing Practices = Bonnes Pratiques de Fabrication
GRASE	Etats-Unis	Generally recognised as safe and effective = Reconnu sur et efficace (statut OTC)
HMP	Europe	Herbal Medicinal Product = Médicament à base de plantes
HMPWP	Europe	Herbal Medicinal Product Working Party = Groupe de travail de phytothérapie de l'EMEA
ICDRA	International	International Conference of Drug Regulatory Authorities = Conférence internationale des autorités de santé
INFARMED	Portugal	Instituto Nacional da Farmacia e do Medicamento = Agence du Médicament

Abréviation	Origine	Descriptif / Traduction
MCA	Royaume - Uni	Medicines Control Agency = Agence du Médicament
NDA	Etats-Unis	New Drug Application = Demande d'AMM pour un PA innovant
OMS	International	Organisation Mondiale de la Santé
OTC	Etats-Unis	Over the Counter = Médicament familial (sans prescription)
PA	France	Principe Actif
RCP	France	Résumé des Caractéristiques du Produit
SPC	Anglais	Summary of Product Characteristics = Résumé des Caractéristiques du Produit
UE	Europe	Union Européenne
USA	Etats-Unis	United States of America = Etats-Unis d'Amérique
WHO	International	World Health Organisation = Organisation Mondiale de la Santé

TABLE des ILLUSTRATIONS

TABLEAUX

Numéro	Titre	Page
❖	*Tableau 1 - Données Clés Arkopharma (France)*	*27*
❖	*Tableau 2 -Exemples d'indications officiellement reconnues en Allemagne*	*39*
❖	*Tableau 3 - Statuts du médicament de phytothérapie en Espagne*	*55*
❖	*Tableau 4 - Enregistrement simplifié des médicaments à base de plantes en Europe*	*61*
❖	*Tableau 5 - Conditions de Vente des Plantes Médicinales en Europe*	*61*
❖	*Tableau 6 - Reconnaissance mutuelle des spécialités de phytothérapie en Europe*	*64*
❖	*Tableau 7 - Plantes les plus vendues aux Etats-Unis en 1997*	*75*

FIGURES

❖	*Figure 1 ← Hippocrate avec les attributs de la médecine*	*9*
❖	*Figure 2 → in Medicina Antiqua*	*9*
❖	*Figure 3 - Vase de monstre en faïence*	*10*
❖	*Figure 4 – Code de la Santé Publique*	*15*
❖	*Figure 5 – 1re Version de l'Avis aux Fabricants de Médicaments à base de Plantes*	*16*
❖	*Figure 6 – Cahier de l'Agence n°3 – Médicaments à base de plantes (1998)*	*21*
❖	*Figure 7 – Présentoir Arkogélules®*	*26*
❖	*Figure 8 - Publicité parue dans le journal « Illustration « le 4 octobre 1919*	*28*
❖	*Figure 9 – Publicité pour Magazine vers 1980*	*29*
❖	*Figure 10 – Nouvelle gamme de la Jouvence de l'Abbé Soury®*	*30*
❖	*Figure 11 - Estimation du marché européen des médicaments à base de plantes - IMS 2000*	*35*
❖	*Figure 12 – Perception anglaise du médicament à base de plantes vers 1830*	*44*
❖	*Figure 13 - Normes d'étiquetage des compléments alimentaires aux Etats-Unis*	*73*
❖	*Figure 14 - Ventes de compléments alimentaires aux Etats-Unis entre 1990 et 1996*	*74*
❖	*Figure 15 – Principales Agences du Médicament eu Europe*	*97*

BIBLIOGRAPHIE

[1] BRUNETON Jean - *Phytothérapie : les données de l'évaluation* – 1re édition – Paris : Editions Technique et Documentation & Editions médicales internationales, 2002 – 242 pages.

[2] DELAVEAU Pierre – *Histoire et renouveau des plantes médicinales* - 1re édition – Paris : Editions Albin Michel, 1983 – 353 pages.

[3] KALLINICH Günter – Pharmacies anciennes : Intérieurs et objets – 1re édition – Fribourg : Office du Livre & Paris : Société Française du Livre, 1975 – 252 pages

[4] LEFEBURE Christophe – *La France des pharmacies anciennes* – 1re édition – Toulouse : Editions Privat, 1999 – 157 pages.

[5] FOUREST Henri-Pierre et SAINTE-FARE-GARNOT Pierre-Nicolas – *Les Pots de Pharmacie : Rouen et la Normandie la Picardie et la Bretagne* – 1re édition – Paris : Editions Roger Dacosta, 1982 – 231 pages.

[6] PELT Jean-Marie – *Les Médicaments* – 1re édition – Paris : Editions du Seuil, 1969 – 190 pages.

[7] LEHANE Brendan – *Le pouvoir des plantes* – 1re édition – Maidenhead : Mac Graw-Hill Book, 1977 – 283 pages.

[8] *Code de la Santé Publique : Code de la famille et de l'aide sociale* – 16e édition – Paris : Editions Dalloz, 2002 – 2592 pages.

[9] Ministère de l'Emploi et de la Solidarité – *Médicaments à base de plantes* – 1re édition – Saint-Denis : Agence du Médicament, 1998 – 81 pages.

[10] WICHTL Max et ANTON Robert – *Plantes thérapeutiques : Tradition, pratique officinale, science et thérapeutique* – 3e édition – Paris : Editions Technique et Documentation, 1999 – 633 pages.

[11] Décret du 15 Juin 1979 relatif à la vente au public des plantes médicinales inscrites à la Pharmacopée – *Journal Officiel de la République Française : Lois et Décrets*, 1979, n° 480.

[12] Laboratoire ARKOPHARMA – *Informations financières : exercice 2000* - Paris: Commission des Opérations de Bourse, 2001 – 105 pages, n° R 01-158.

[13] Laboratoire ARKOPHARMA – *Informations financières : exercice 1999* - Paris: Commission des Opérations de Bourse, 2000 – 100 pages, n° R 00-220.

[14] Laboratoire ARKOPHARMA – *1980-2000 : 20 ans de croissance* – Carros : Arkopharma, 2000 – 8 pages.

[15] SALENTEY P. – Les 12.000 premières entreprises françaises – *L'Entreprise* – 2001, n° 194 2e cahier, p.104.

[16] PUNGIER Véronique - *La Jouvence de l'Abbé Soury : Histoire et Communication à travers la publicité d'avant – guerre* – 121 pages - Thèse pour le Diplôme d'Etat de Docteur en Pharmacie : Châtenay-Malabry : Paris XI : 1999 ; n° 115/96.

[17] VAGNAT Catherine - *Un siècle de publicité pharmaceutique dans l'Illustration* – 245 pages – Thèse pour le Diplôme d'Etat de Docteur en Pharmacie : Bordeaux II : 1991 ; n°91.

[18] BLONDEAU Alexandre – Histoire des laboratoires pharmaceutiques en France et de leurs médicaments : Des préparations artisanales aux molécules du XXIe siècle – Volume III – 1re édition – Paris : Le Cherche Midi, 1998 – 160 pages.

[19] MAUVOISIN Michel – Histoire et Droit de la publicité pharmaceutique : des charlatans à nos jours – 110 pages – Thèse pour le Diplôme d'Etat de Docteur en Pharmacie : Bordeaux II : 1995 ; n° 112.

[20] L.B. – Les compléments alimentaires au régime européen – *Le Moniteur des Pharmacies*, 2002, n°2455, cahier 1, p.12.

[21] ANTON R. et KUBALLA B. – Status of Phytopharmaceuticals within the european market – *in* : LAWSON Larry & BAUER Rudolf - *Phytomedicines of Europe : Chemistry and biological activity* – 1re edition – Washington : American Chemical Society – pages 13 à 29.

[22] KELLER K. – *Les médicaments à base de plantes en Allemagne et dans l'Union Européenne* (1re partie) – Actualités Pharmaceutiques, 1995, 329, 64-66.

[23] BLUMENTHAL M. – The german commission E monograph system for phytomedicines : a model for regulatory reform in the united states – *in* : LAWSON Larry & BAUER Rudolf - *Phytomedicines of Europe : Chemistry and biological activity* – 1re edition – Washington : American Chemical Society – pages 31 à 36.

[24] KELLER Konstantin – *Les médicaments à base de plantes en Allemagne et dans l'Union Européenne* (2e partie) – Actualités Pharmaceutiques, 1995, 330, 64-68.

[25] Indikationsliste Stand 23.07.2001– Arzneimittelgestze *(AMG)* Absatz 3 – Teil 109a – *Bundesanzeiger* – Nr. 141 vom 29.07.1995, 25. Bekanntmachung vom 11.07.1995.

[26] STEINHOFF Barbara – *Réglementation des médicaments à base de plantes : La situation dans le monde* – 1e édition – Genève : WHO, 1998 – 57 pages.

[27] Medicines Control Agency – *A guide to what is a medicinal product* – Londres : MCA, 1995 – Medicines Act Leaflet 8.

[28] CRANZ Hubertus, DESCHAMP Jean-François, LINDBERG Johan, RICHTER Rowena, STEINHOFF Barbara, CORONEL Mary - *Pflanzliche Arzneimittel in der Europäischen Union* – Belgique : AESGP Association Européenne des Spécialités Pharmaceutiques Grand Public, 1998 – 188 pages.

[29] Ministère de la Santé Publique et de l'Environnement – Circulaire ministérielle du 30 novembre 1994 : Directives pour la constitution du dossier d'enregistrement des médicaments à base de plantes – *Moniteur Belge*, 1995, 3103-9 (10 février 1995).

[30] Directive du Parlement européen et du Conseil du 6 novembre 2001 instituant un code communautaire relatif aux médicaments à usage humain - *Journal officiel des Communautés européennes*, 2001, n° 2001/83/CE, p L311/67-128.

[31] Directive du Conseil du 26 janvier 1965 concernant le rapprochement des dispositions législatives, réglementaires et administratives, relatives aux médicaments - *Journal officiel des Communautés européennes*, 2002, n° 65/65/CEE, p L22/369.

[32] CPMP : Committee for Proprietary Medicinal Product – *Note for guidance on specifications : Test procedures and acceptance criteria for herbal drugs, herbal drug preparations and herbal medicinal product*s – Londres : EMEA, 2001 – 18 pages – CPMP/QWP/2820/00.

[33] CPMP : Committee for Proprietary Medicinal Product – *Note for guidance on quality of herbal medicinal products* – Londres : EMEA, 2001 – 7 pages – CPMP/QWP/2819/00.

[34] CPMP : Committee for Proprietary Medicinal Product – *Points to consider on good agricultural and collection practices for starting materials of herbal origin* - Londres : EMEA, 2002 – 13 pages – HMPWP/31/99 Rev.3.

[35] BRUNETON Jean – *Pharmacognosie : Phytochimie & Plantes médicinales* – 3e édition – Paris : Editions Technique et Documentation & Editions médicales internationales, 1999 – 1120 pages.

[36] OMS - *General Guidelines for Methodologies on Research and Evaluation of Traditional Medicine* – 1re édition – Genève : WHO, 2000 – 80 pages.

[37] OMS – *Guidelines for the Assessment of Herbal Medicines: WHO technical report series n°863* – 2e edition – Genève : WH0, 1996 – 65 pages.

[38] OMS – *WHO Monographs on Selected Medicinal Plants* vol. 1 — 1re edition – Genève : WHO, 1999 - 288 pages.

[39] CDER : Center for Drug Evaluation and Research – *Guidance for Industry : Botanical Drug Products* – Draft – Rockville USA : United States Department of Health and Human Services – Food and Drug Administration, 2000 – 43 pages.

[40] TYLER Varro – Importance of European Phytomedicinals in the American Market : An overview – *in* : LAWSON Larry & BAUER Rudolf - *Phytomedicines of Europe : Chemistry and biological activity* – 1re edition – Washington : American Chemical Society – pages 2 à 12.

[41] ISRAELSEN Loren – Botanicals : A current regulatory perspective for the united states – In : LAWSON Larry & BAUER Rudolf - *Phytomedicines of Europe : Chemistry and biological activity* – 1re edition – Washington : American Chemical Society – pages 37 à 45.

[42] Proposition de Directive du Parlement européen et du Conseil modifiant la directive 2001/83/CE en ce qui concerne les médicaments traditionnels à base de plantes – *Commission des Communautés Européennes*, 2002, n° 2002/008/COD – 17 pages.

[43] Directive du Parlement européen et du Conseil du 10 juin 2002 relative au rapprochement des législations des États membres concernant les compléments alimentaires - *Journal officiel des Communautés européennes,* 2002, n° 2002/46/CE, p L183/51-57.

[44] Commission Européenne : Direction Générale Entreprise – *Pharmaceuticals in the European Union* – 1re édition – Luxembourg : Bureau des publications officielles de la Communauté européenne – 42 pages.

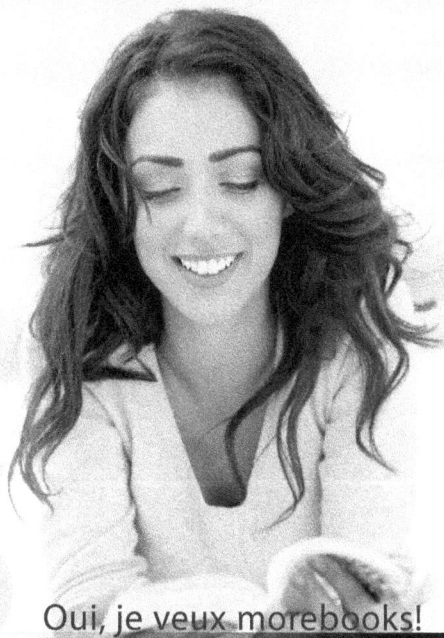

www.ingramcontent.com/pod-product-compliance
Lightning Source LLC
Chambersburg PA
CBHW021117210326
41598CB00017B/1477